S. FISCHER

Miku Sophie Kühmel

# *Triskele*

Roman

S. FISCHER

Aus Verantwortung für die Umwelt hat sich der S. Fischer Verlag zu einer nachhaltigen Buchproduktion verpflichtet. Der bewusste Umgang mit unseren Ressourcen, der Schutz unseres Klimas und der Natur gehören zu unseren obersten Unternehmenszielen. Gemeinsam mit unseren Partnern und Lieferanten setzen wir uns für eine klimaneutrale Buchproduktion ein, die den Erwerb von Klimazertifikaten zur Kompensation des $CO_2$-Ausstoßes einschließt.

Weitere Informationen finden Sie unter:
www.klimaneutralerverlag.de

FSC
www.fsc.org
MIX
Papier aus verantwortungsvollen Quellen
FSC® C083411

Originalausgabe
Erschienen bei S. FISCHER


Satz: Dörlemann Satz, Lemförde
Druck und Bindung: CPI books GmbH, Leck
Printed in Germany
ISBN 978-3-10-397111-8

*auf meinem fensterbrett scheint die katze*
*am frost gestorben zu sein.*

YAYOI KUSAMA

# ERBSCHEIN

Die Erblasserin Simone Zinnober,
geboren am 9.1.1955 in Arendsee,
deutsche Staatsangehörige,
zuletzt wohnhaft in Arendsee,
ist am 29.2.2020 in Arendsee verstorben.

Sie vererbt an ihre Kinder

1. Mercedes Zinnober,
   geb. in Arendsee am 21.3.1972
2. Mira Zinnober,
   geb. in Arendsee am 3.3.1988
3. Matea Zinnober,
   geb. in Arendsee am 3.10.2004

zu drei gleichen Teilen.

Dem Wunsch der Verstorbenen,
die Katze Muriel als vierte Erbin einzusetzen,
kann aus juristischen Gründen (§ 90a BGB)
nicht nachgekommen werden.

Arendsee, den 26.3.2020

*29.2.2020*

*Meine lieben Töchter,*

*mit ein bisschen Glück bin ich jetzt tot, und ihr seid wahrscheinlich nicht besonders überrascht. Ihr habt es kommen sehen. Ich weiß, dass ich manchmal sehr laut darüber nachgedacht habe. Das mag eine Zumutung gewesen sein. Überhaupt: Ich musste mir mein Leben lang anhören, was für eine schlechte Mutter ich war. Weil ich zu jung war, zu alt oder zu mittel. Weil ich zu viel arbeitete oder zu wenig. Und wenn ihr ab heute von mir erzählt, könnt ihr euch aussuchen, wie genau ich jede Einzelne von euch verhunzt habe. Und spätestens dann werdet ihr drei Grazien merken: Einmal alle vier Jahre an mich denken langt.*
*Gerade sitze ich in Omis Garten, und in der Datscha schaut Muriel Tatort. Das ist wohl eine der wenigen Sachen, die ich bereue, nicht zu erleben: Wie sie versuchen, dieses verdammte Rundfunkorchester-gejazze noch mal zu modernisieren. Und wie wir auf die Straße gehen werden dafür, mit Transpis und Trillerpfeifen. Denn wenn es um unseren heiligen Sonntagabend geht, dann verstehen wir keinen Spaß, nein nein: Wir sind das Volk, du bist Deutschland, Einigkeit und Recht und Tatort. Aber das wird mich alles nicht mehr betreffen.*

*Mit Blick auf meine Bestattung habe ich ein paar Prospekte gewälzt, aber so richtig überzeugt haben mich weder Berge noch Meer. Wie ihr euch denken könnt, würde ich am liebsten in den Wald, aber in wirklichen Wald, nicht so einen peinlichen Friedforst. Nicht so abgezäunte Bäume, das ist nicht meins. Obwohl: So eine Nordmanntanne fänd ich schön, klar, die könnte man gleich dekorieren im Winter, und endlich könntet ihr euch miteinander um die Weihnachtskugeln und ihre Positionen streiten und nicht mit mir. Ich würde schmunzelnd zuschauen und manchmal einen Zweig schütteln, wenn wieder jemand versucht, mir so ein neues Designerstück anzuhängen, Rauchglas, mundgeblasene kleine Kunstwerke, bitte, wer denkt sich so was aus? Weihnachten ist da, um geschmacklos zu sein, angestaubt-bunt. Es sollte zwischen den Zähnen kleben und einem auf den Magen schlagen, sonst kann man's eigentlich gleich lassen, wenn ihr mich fragt. Wobei das Gute ist, dass meine Meinung euch, spätestens jetzt, geflissentlich egal sein kann.*
*Möglich wäre auch ein Ahorn – natürlich nur wegen der Nasen im Herbst, ist klar. Ohne lange Nase kann man das nicht ertragen, dieses Gestehe an Gräbern. Oder ihr findet eine Kastanie, dann ist aber Helmpflicht angesagt im Herbst, und ich habe jede von euch Füchsinnen schon einmal heimlich ohne Helm Rad fahren sehen, aber wehe, das schleift sich ein. Ihr wisst, jetzt erst recht: Eulenaugen sehen alles –*

# JUNI

In der Küche steht der Dreck. Was der erste Abend zu Beginn lang erwarteter Sommerferien so anrichten kann.

Die Decken in dieser Wohnung hängen so tief, als wären sie stetig ein paar Zentimeter abgesunken, seit ich vor zwanzig Jahren ausgezogen bin. Auf dem Weg vom Gästebett durch den Flur bis hierher an den Kühlschrank bin ich immer wieder gestolpert, über abgestrampelte Hosen oder aus den Regalen gezogene Bücher. Wir haben das Ausräumen bis jetzt vor uns hergeschoben. Nur in einer Ecke im Arbeitszimmer habe ich schon Platz geschaffen, als ich vor Wochen hier eingezogen bin, mit meinem Handgepäckkoffer aus Aluminium, der nur ein paar Kleidungsstücke enthielt. Das meiste waren Unterlagen, farbechte Materialproben, Technik für die Videotelefonate.

In dem kleinen, leuchtenden Fenster sehen meine Kolleginnen nur mich, und nur das obere Drittel, in der Regel in eine Bluse gehüllt, die ich nach dem Ende der Meetings sofort abstreife, um in weichem Jersey den Rest des Tages zu bestreiten. Doch für diese halbe Stunde setze ich mich zusammen, knote die Haare nach oben, und ansonsten sieht man nur die in Marineblau gestrichene Wand hinter mir. Weichgezeichnet durch die niedrige Datenübertragungsrate der Provinz, sind auch die nackten Nägel in der Wand nicht zu erkennen, und es scheint, als würde ich inmitten eines monochromen Yves-Klein-Gemäldes sitzen, einem Void der Kreativität, besonnen und eins mit dem Universum. Als Gesamtkonzept wirkt das so harmonisch, dass die ganze Agentur ihre Kondolenz schnell vergessen hatte und zum Tagesgeschäft übergegangen war. Auch, weil ich weiter meine Deadlines einhielt, erreichbar blieb und in gewohnt freundlich-gewaltfreiem Sermon auf E-Mails antwortete, wusste wahrscheinlich bald schon niemand mehr, dass ich bis zu Beginn der Sommerferien bei meiner minderjährigen Schwester eingezogen war, in die Wohnung unserer verstorbenen Mutter, und so ein Leben fernab all meiner Gewohnheiten und im Angesicht meiner verdrängten Kindheit führte. Ich hingegen kann noch genau abrufen, wie ebendieses monochrome Arbeitszimmer durch die Jahrzehnte gegangen war und dass ich dort noch unter Paisleymuster und Eichenfurnier pubertiert hatte; in einer anderen Zeit und in einem untergegangenen Land.

Ich ziehe die Kanne aus der Kaffeemaschine und gieße mir den kalten Rest von gestern Nachmittag ein; er ist hellbraun und eigenartig süßlich. Ich hatte vergessen, wie weich das Wasser in unserer Heimatstadt ist. Die tiefen Pastateller staple ich in den Topf. Vor ein paar Jahren hatte Mone das Geschirr mit Zwiebelmuster final verbannt und sich mit glatt-glänzend weißem Porzellan von Arcor eingedeckt.

Ich schiebe allen Abwasch an die Wand zwischen den alten Toaster und den neuen Blender – dass es so etwas in diesem Haushalt gibt, überrascht mich, er muss recht neu sein –, damit ungefähr genug Platz für meinen Hintern auf der Arbeitsplatte ist. Trotzdem werfe ich, bevor ich mich setze, schon auf die Hände gestützt, noch einmal einen schnellen Blick um mich, ob ich mich auch auf nichts draufsetze. Im Geiste bin ich noch immer der leicht übergewichtige Teenager, der ich einmal war.

In der Essecke hat sich eine Müllhalde angesammelt, leere Flaschen und Plastikverpackungen, von den Krümeln ganz zu schweigen. Es hat mich überrascht, wie viel Spezi in Mateas zierlichen Körper hineinpasst. Aber sie trinkt die Brausen wie Wasser, und wird von dem bisschen Extra-Koffein sicherlich nicht früher aufwachen als sonst. Ich bin froh um die Sommerferien und dankbar dafür, dass ich das Mädchen für die nächsten Wochen nicht mehr um halb sechs aus dem Bett scheuchen muss.

Die Uhr, die über der Tür zu ihrem Zimmer hängt und im Takt des roten Zeigers tickt, zeigt halb zehn. Da Mira ihre Ankunft für die Mittagszeit angekündigt hat, wird es vermutlich nicht vor fünfzehn Uhr werden. Ich atme schwer aus, zähle die Stunden, die mir bis zu ihrem Aufschlagen bleiben, und nehme mir vor, bis mindestens neun Uhr fünfundvierzig an dieser süßen kalten Tasse Kaffee zu trinken, den Wolken beim Sichverziehen zuzusehen, dem Zerren in meinem oberen Rücken nachzuspüren. Und sonst nichts.

Dabei flimmern, wie meist, wenn ich die Augen in

dieser Wohnung halb schließe, die Erinnerungen an mir vorbei. Wie Trampelpfade von Geisterschuhen sehe ich die Wege, die ich als Kind hin und her gelaufen bin. Vom ersten Moment an, als wir nach Mones Tod die Wohnung betreten hatten, war alles wieder da gewesen. Anfang der achtziger Jahre hatten wir in diesen vier Wänden schon einmal Atemschutzmasken tragen müssen – immer wenn wir durch den Hausflur bis unters Dach stiegen, denn dort gab es angeblich massive Probleme mit Asbest. Bis heute weiß ich nicht genau, was Asbest sein soll. Es war wie ein Fluch, eine schummrige Wolke der Verunsicherung, und schon in der Grundschule fragte ich mich, ob es wirklich sein konnte, dass der Asbest eben genau vor unser Wohnungstür anhielt und höflich draußen wartete und wir deshalb den Mundschutz nur im Treppenhaus tragen mussten. Jetzt hängen unsere Stoffmasken für Einkäufe, hygienisch womöglich bedenklich, nebeneinander am Schlüsselbrett, und wenn ich die Wohnung verlasse, klopfe ich mich ab, kontrolliere: Telefon, Schlüssel, Portemonnaie, Maske.

Auch damals hatte sich nur die halbe Hausgemeinschaft daran gehalten, und viele von denen, die ich als Kind fürchtete, wohnen immer noch hier. Einige haben sich mittlerweile halbiert, sind schwindsüchtig oder verwitwet. Omi hatte Mone diese Wohnung vermitteln können, über Kontakte, und für mich ergab das Sinn: dass eben Omis Kontakte so alt sein mussten wie sie und wir deswegen die einzigen Leute im Haus waren, deren Haarfarbe nicht mindestens Salz und Pfeffer war.

Neun Uhr sechsundvierzig. Ich stelle die geleerte Kaffeetasse auf den Geschirrstapel und gehe ins Badezimmer. Die Lichter sind andere als früher – grelle LEDs – und meine Haare auch, denn mittlerweile reihe ich mich ein in die Mode der Hausbewohnerinnen. Ein störrischer weißer Vorhang springt über meine dunkelbraunen Haare. Ich stehe nur sehr kurz einfach da, dann beginne ich, die Liste abzuarbeiten: dreimal bürsten, vom Ansatz bis auf die Schlüsselbeine hinab, zwei Minuten Zähne putzen, Reinigungswasser, Brauenkorrektur, Lippenkorrektur. Als ich den Spiegelschrank auf der zweiten Seite öffne, bemerke ich, dass wir auch Mones Parfüms noch nicht aussortiert haben. Ich sprühe einmal mit der Schwertlilie in die Luft. Lieblich und schwer legt sich der Geruch um die Schultern – so wie früher alles hier gerochen hat, die Wäsche und die Pfannkuchen und die Lehne an der Couch, auf der sie allabendlich eingeschlafen war. Wie schon in den letzten Wochen stehe ich da und wünsche mir kurz, es wäre nicht Samstag und ich hätte wenigstens ein oder zwei Meetings. Dieser Moment dauert an, bis das Reißnagelgeräusch der Türklingel mich zurückholt.

Mira sieht wie immer sehr schön aus, auf diese zerwühlte Mira-Art. Ihre wachen, klaren Augen leuchten auch, wenn rundherum der Mascara verwischt ist.

»Was machst du denn schon hier?«

»Da staunste, wa?« Mira imitiert sehr gern sehr schlecht den Berliner Dialekt. »Schon gut«, fügt sie an, bevor ich reagieren kann, und lässt ihre modisch-abgegriffene Reisetasche beherzt fallen, verfehlt dabei um ein Haar die soeben vorbeischleichende Muriel.

»Oh Schwesterherz!«, und statt mich zu umarmen, bückt sie sich und streichelt der steinalten Russisch Blau über den Kopf, die Mira mit milchigen Augen mustert. Ich vergesse oft noch immer, dass es Muriel gibt. Sie ist hier eingezogen, lange nachdem ich fort war. Mone hat sie aufgenommen, weil sie nur drei Beine hat. Ein Mängelexemplar. Wenn schon so eine polierte Rassekatze, dann eine mit Behinderung. Wegen der Barmherzigkeit; obwohl wir noch nie religiös gewesen sind. Muriel bewegt sich lautlos und klaglos durch die Wohnung. Sie ist so groß wie ein Bügeleisen, und als Mira sie aufhebt und kost, sieht es ein bisschen aus, als würde die Katze sich ekeln. Die kleinen Schulterblätter unter dem Pelz drehen sich gegeneinander, ihr Schwanz kringelt sich ein. Weil sie aber von mir noch kein Frühstück bekommen hat, lässt sie die Umklammerung über sich ergehen. Schleimerin. Als könnte sie meine Gedanken hören, mustert sie mich, während Mira sie summend über die Schulter legt und in die Küche trägt.

»Huch, was war hier denn los? Bin ich zu spät zu ner Party?«

Mira kramt routinierter, als ich das von ihr erwarten würde, schließlich wohnt auch sie schon eine Dekade nicht mehr hier, eine Packung Kekse aus dem Schrank und setzt sich neben Muriel auf den Boden, die das Futter aus der kleinen Aluschale schlabbert und dabei unappetitliche Genussgeräusche von sich gibt – ein zerrendes Brummen ist das, verschlafen-befriedigt.

»Die Mercedes, die ist eben mehr ein Hundemensch«, hatte Mone damals gelacht, als ich das Kätzchen einfach hatte fallen lassen vor lauter Schreck, weil es seine kleinen Rasierblattkrallen aus- und in meinen neuen Kaschmirpullover hineingefahren hatte. Aber darin irrte meine Mutter. Grundsätzlich ist mir das Konzept *Haustier* von jeher suspekt, ich bin, wenn überhaupt, ein Menschenmensch. Fische sind ok.

Ich setze eine frische Kanne Kaffee auf, was Mira mit einem wohligen Seufzen von ihrem Platz zwischen Heizung und Katze aus quittiert und sich weiter mit Kekskrümeln bestreut. Mira ist deutlich die Hübscheste von uns, aber sie hat wirklich sehr große Vorderzähne, mit denen sie Gebäck schon immer ein bisschen genagt hat wie ein Backenhörnchen. Ich erinnere mich dunkel daran, ihr das einmal gezeigt zu haben, als wir jung waren. Guck, so machen das Chip und Chap im Fernsehen, und dann hatte das kleine blonde Mädchen, mit dem ich nur die Augenfarbe teilte, wie wild drauflosgenagt. Selbst jetzt hält sie die Kekse mit acht Fingern wie ein sehr großer Feldhamster.

»Haft du an die Kartonf gedacht?«

»Selbftverftändlif!«, antworte ich. Mir war noch beigebracht worden, dass sich so was nicht gehört, mit vollem Mund umherzusabbeln. Aber als ich die letzten Male mit Mone gefrühstückt hatte, war auch sie trotz Birchermüsli in den Backen nie um eine laute Antwort verlegen gewesen. Solche Regeln, merkte ich spätestens da, konnten sich ändern.

Die Kaffeemaschine brodelt. Unser Schweigen entfaltet sich noch immer mit großer Spannweite zwischen kurzen Sätzen. Trotzdem fühlt sich die Wohnung mit Mira zusammen schon ein Stück weniger verwaist an, auch wenn wir mathematisch gesehen mit ihr ein Waisenkind mehr sind. Ich will gerade die Tagesplanung ansprechen, als in meinem Augenwinkel Muriel auf drei und Mira auf vier Beinen hinüber zum Kinderzimmer wackeln und beide, Muriel mit der Pfote, Mira mit den Fingerknöcheln, an der Tür scharren und miauen.

Mateas Haare sind tagsüber glatt, aber vor elf stehen sie strubbelig nach den Seiten ab. So wird sichtbar, dass sie sich blonde und kupferne Töne eingefärbt hat. Sie verbringt überhaupt einen ausnehmend großen Teil ihrer Zeit mit Färben, Cremen, Striegeln und nennt das *Selfcare*.

»Matimatimati!«

Mira wickelt sich fröhlich um die nackten Beine derselben, die immer nur in überlangen T-Shirts schläft, die sonst so gar nicht in ihre Garderobe passen wollen: viele haben florale Muster oder Animal Print, auf den meisten steht eine Form von Fast Fashion Poesie, *sporty spirit endless summer florida easy come miami beach easy go royal palmes avenue united states …*

Ohne hinzuschauen, wuschelt Matea Mira durchs Haar, wenig überrascht, vermutlich haben sie während Miras ganzer Herfahrt gechattet. Dann machen sie irgendeinen Witz, den ich nicht verstehe, und lachen so laut, dass Muriel sich verschreckt durch den Türspalt hinter Matea hindurch ins Dunkle drückt.

Zu putzen ist einfacher, als direkt zu entrümpeln. Auch wenn es kontraintuitiv erscheint, zu säubern, was beim nächsten Handgriff vielleicht entsorgt wird, müssen wir uns über diese Reihenfolge nicht absprechen, wir sind uns einig. Ich staube die oberen Flächen ab, Mira saugt, wischt, poliert die Böden, und Matea trägt zusammen, was offensichtlich Müll ist, und schleppt ihn nach draußen, zweimal links, zu dem Käfig voller Tonnen an der Ecke. Der Weg dorthin ist noch immer derselbe, selbst wenn sich unter den politischen Umständen die dort aufgestellten Behälter immer mal wieder unterscheiden und ich dann Diskussionen mit meiner jüngsten Schwester führe, weil mir wirklich nicht in den Kopf gehen will, dass es dort keine Glascontainer mehr geben soll. Gegen Nachmittag klimpern wir also eine beträchtliche Menge Likörflaschen und Gurkengläser in den Kofferraum meines Wagens, der noch immer nach neuem Auto riecht. Ich beiße mir auf die Lippe und bete nur ganz leise für mich, dass er nun nicht für immer eine Note von Silberzwiebeln, Oliven, Grappa, Wermut und Roter Bete in sich tragen wird.

»Hier verändert sich einfach nie irgendwas, kann das sein?«

Miras große Augen tasten die Kleinstadt ab, die sich vor uns auf der Heckscheibe teilt. Hin und wieder lasse auch ich den Blick schweifen über eierschalenfarbene Doppelhäuser, Koniferenhecken, Hüpfkästchen auf den Gehwegen, Carports.

Ich will Mira gern widersprechen, dass sich die Dinge sehr wohl verändern, weil ich ihr gern widerspreche und sie es nicht leiden kann, wenn ich diskutieren will. Aber je mehr ich auf die Details achte, desto deutlicher scheint sie im Recht zu sein; der gleiche Zirkus plakatiert wie auch die letzten Jahrzehnte Laterne für Laterne – natürlich prangt auf jedem Plakat nun ein neongrüner *Abgesagt!*-Aufkleber, aber das Bild dahinter, der gruselige Clown auf dem Haflingerpferd, ist von jeher das gleiche. Auch sonst ist es schwer, ein Gegenargument zu finden. Als ich schließlich einwende, die Araltankstelle sei früher ja eine Esso gewesen, ist meine Zunge einigermaßen schwer. Doch Mira seufzt verträumt. Mit der Tankstelle verbindet sie allerliebste Erinnerungen und sagt fast euphorisch:

»Bis zur Tankstelle durfte ich gehen, bis dahin und nicht weiter!«

Tatsächlich hatte Mone ihr kurz vor dem Anbruch des neuen Jahrtausends verboten, allein bis in den Stadtkern zu laufen. Nur bis zur Tankstelle durfte sie Federball spielen, Roller fahren und mit dem Nachbarshund Schröder spazieren gehen. Die Regel war neu und hatte für mich in den Achtzigern nicht gegolten. Andererseits war zu der Zeit die Tankstelle kein so aufregender Ort gewesen, und die Innenstadt hatte mit wesentlich weniger bunten Schaufenstern und mehrstöckigen Drogerie-Tonträger-Spielwaren-Paradiesen gelockt. *Kinderschänder* gab es, laut Omi, in der DDR auch keine. Alles war eng, aber überschaubar, Arbeit war leicht zu finden, und eine Wohnung auch, und keiner musste Hunger leiden.

»KÖNNEN WIR ZUM ZIRKUS FAHRN?«

»Kannst du nicht lesen, Mira? Da stand doch *abgesagt.*«

»Aber die stehen trotzdem hinten am Platz, ich seh die jeden Morgen vom Bus«, sagt Matea vom Rücksitz, »die haben Tiger und Krokodile!«

Ihre perlmutt-schimmernde Bomberjacke blitzt mich aus dem Rückspiegel an.

»Und Piraten, was ist mit Piraten? Und Räubern? Und Cowboy und Indianer?«, hakt Mira nach, ich weiß, sie zitiert ein Buch, aber mir fällt nicht ein, welches. Nach ihrem abgebrochenen Studium ist sie durch geisteswissenschaftliche Institute getingelt, erst nach fünf oder sechs Semestern fanden wir heraus, dass sie nicht mehr wirklich studierte, gelesen hat sie in dieser Zeit aber unendlich viel – und ich fand, dass das eher wie ein jahrelanger Urlaub klang.

Ich verschlucke die Frage, ob sie »Indianer« als Wort noch benutzen sollte, und fühle mich wie ein Familienvater vor dem Sonntagsausflug, als ich verkünde, dass wir vorbeifahren könnten, sobald wir das Leergut los seien. Während Matea im Rückspiegel lächelt, setzt Mira sich eine Sonnenbrille auf und dreht das Radio laut.

»Ach du Schande, *Radio Brocken.* Dass es das noch gibt«, sage ich.

Mira will lachen, aber als eine Moderatorin euphorisch die folgende Sternstunde irgendeiner Boygroup ankündigt, schaltet sie das Radio wieder aus, auch, weil Matea Laute von sich gibt, als müsste sie sich gleich übergeben. Keine der beiden bemerkt, dass wir gerade an unserem alten Haus vorbeifahren – was eigentlich logisch ist, weil keine von ihnen es je betreten hat.

Unser Zimmer hatte einen Erker, und weil es nach Südwesten ausgerichtet war, hatten wir den ganzen Tag über Licht. Wenn ich dort, in den Sitzsack gemummelt, saß und las, ging rechts von mir die Sonne auf – der Schatten meines Kopfes verlief über den Tag einmal im Bogen auf dem Dielenboden um mich her, als wäre ich eine Sonnenuhr, und am Abend schien mir das orange Leuchten wärmend in mein linkes Ohr. Mone und ich lebten dort in einer Art Wohngemeinschaft, einer staatlich gestifteten. Schließlich brauchte es pro Kopf nur ein Zimmer, mit sozialistischen Formeln gerechnet, und ein Kinderkopf zählte höchstens halb so viel. Anderthalb Zimmer: Das waren der Raum mit dem Erker und die Kartoffelkammer. Der Rest der Wohnung war von Omi bewohnt. Omi, die mir auch mit Mitte vierzig schon uralt vorkam und die immer früh aufstand, um das gute Fleisch zu kaufen und mit Glück ein paar Erbsen im Glas. Daraus kochte Mone dann Essen für uns alle, weil Omi noch arbeitete und den ganzen Tag im Wald war. Omi kümmerte sich um Mone, und Mone konnte sich deshalb um mich kümmern, die zärtliche Hand weiterreichen.

Noch heute träume ich hin und wieder davon, in dieses Haus zurückzukehren und dort eine alte Frau zu sein, in Omis Schaukelstuhl vielleicht – doch das Haus ist kernsaniert und glatt geschmirgelt, vielleicht haben sie den Holzboden erhalten. Wahrscheinlicher ist, dass sie alles mit Terrakotta planiert haben. Landhausgefühle, hergestellt in den alten Schwesterländern, während sie den lokaltypischen braunen Putz mit K.u.K.-Gelb überstrichen haben, weil ihnen zu traurig und *ostig* erschien, was für mich ein vertrauensvoll blinzelnder alter Drache war, mit bröselig-schuppiger Haut, der unverwüstlich an der Straßenecke hockte, mit orangem Leuchten in den Augen und dem Erker, von dem aus ich bis zum Waldrand hinüberschauen konnte – und mir einbildete, zu erkennen, wie eine ganz kleine Omi auf die Lichtung gestiefelt kam, in ihren Wagen stieg und heimfuhr.

An den Containern sind wir für uns. Um die Wette schmeißen wir Gläser ein und rufen dabei die Farben WEISS GRÜN BRAUN WEISS WEISS BRAUN BRAUN.

Vielleicht ist es die Verlassenheit der Nebenstraße, in der die Luft sich staut. Vielleicht ist es, weil die Gläser nach dem Werfen zerbrechen, bald stehen wir jedenfalls in einer Wolke aus üblen Gerüchen. Fliegen surren um den Container wie wild, sie sind laut, der Boden unter unseren Schuhen ist klebrig, und als Matea das letzte Silberzwiebelglas eingelocht hat, sacken ihre Schultern nach unten. Sie lehnt sich mit der neuen Jacke, ich will erst intervenieren, an den vergilbten Weißglascontainer, zieht die Nase hoch. Als Mira und ich zu ihr gehen, wird Matea dabei immer kleiner, ein stilles Schluchzen entweicht ihr, viel Luft und kaum Stimme. Mira wickelt sich erneut um sie, diesmal obenrum, und ich bin mir nicht sicher, ob Matea das hilft, aber wenigstens rutscht sie so nicht zu Boden und verdirbt sich ihre Klamotten komplett. Es wird immer heißer, diese Straße ist wie ein

Kessel. Anfang Juni sind die Sommertemperaturen noch ungewohnt, und die kleine Gasse heizt sich mächtig auf. In meinem Kopf rattert es, und ich versuche, mich zu erinnern, ob ich das Auto abgeschlossen habe, während Matea eine Stimme, wenn auch nicht ihre, wiedergefunden hat und nuschelt: »Die mochte sie am liebsten.«

Mira streichelt ihren Kopf, verzwirbelt zärtlich die blonden und kupfernen Strähnen zu Spiralen. Ich bin mir nicht sicher, ob das Matea beruhigen soll oder sie selbst, während sie nachfragt:

»Die Zwiebeln?«

»Ja. ›Wurschtperlen‹ hat sie dazu gesagt.«

»Wurschtperlen?«

»Ist ja widerlich«, entfährt es mir, und Matea nickt verheult.

»Ja, ultrawiderlich.«

Wir lachen. Nicht aus voller Kehle, aber immerhin lachen wir, jede ein bisschen, und Matea zittert etwas weniger. Es ist die Stille zwischen den Sätzen, die besonders schmerzt. Es ist eine Stille, in die Mone etwas sagen müsste, in der ich sie wenigstens anrufen können müsste und fragen, was wir tun sollten, was Matea jetzt beruhigen würde. Ihre Taten haben nicht immer für sie gesprochen – zu meiner Zeit war sie zum Beispiel entschiedene bis militante Vegetarierin gewesen, von wegen ›Wurschtperlen‹ –, aber wenn jemand reden konnte, dann sie. Dieses Talent habe ich nicht von ihr geerbt. Als Kind war es mir meist peinlich, wie viel sie sprach, und das auch noch mit jedem, der ihr begegnete. Als sie mich das erste Mal während des Studiums besuchte, grüßte sie auf einem Spaziergang durch den noch sehr schmutzigen Prenzlauer Berg einfach jeden, der uns über den Weg lief, bis uns einer, der sich bedroht fühlte, anging, »Willst du was, Alte?!«, und ich sie schnell an dem Arm packte, auf dem sie die zweijährige Mira trug, und davonzog. Sie hat dann immer gelacht, sich aus unangenehmen Situationen herausgelacht, »ist doch nicht schlimm, Mercedes!« Wie oft hatte ich das gehört. Ist doch nicht schlimm, wie eine Automarke zu heißen – ihrer Meinung nach ein antikapitalistischer Move, reclaim the name. Ist doch nicht schlimm, das selbst geschneiderte Kleid. Die geflickte Jeans. Und sie hatte auch nicht völlig unrecht. Gerade was Textilien betraf, war es in einer ostdeutschen Kleinstadt wie unserer undramatisch, immer das Gleiche zu tragen, bis auf ein paar wenige Ausnahmen, ein Paket hier und eine Tante aus Hessen da, hatten wir an, was es so gab. Wann immer das in späteren Gesprächen aufkam, in der WG am Küchentisch etwa, in der wir zu acht waren, immer aus drei oder vier Nationen und auch aus anderen Ecken Deutschlands, empfand ich das als völlig unrealistisch: dass es Probleme geben konnte, weil eine die Jacke aus dem Donnerstagsangebot bei Lidl trug.

Erst als meine Freundin Leni mich zu ihren Eltern in einen Vorort Stuttgarts mitgenommen hatte, verstand ich, was das in diesem neuen alten Land für ein himmelweiter Unterschied war. Ob sie Marke trugen oder nicht, ob sie Marke fuhren oder nicht, ob sie Marke aßen oder nicht. Ich bin mir bis heute nicht sicher, ob sie vor ihren Eltern geoutet war oder ob die nicht vielleicht doch einfach dachten, wir wären eben *einfach richtig gute Freundinnen*. Es war immer noch sehr kurz nach der Wende, jedenfalls noch nicht 1994, und Lenis Vater war Jurist – er muss sich bewusst gewesen sein, dass der 175er, wenn auch zuvorderst für Männer, noch galt. Aber im Haushalt von Lenis Eltern mit getrimmtem Rasen und Teppich auf den Treppenstufen war es nicht die Möglichkeit, dass ihre Leni außer der Reihe und mit mir tanzte und in ihrer bunt gemusterten Kinderzimmerbettwäsche noch ganz andere Sachen trieb, während die Eltern unten Kaffee kochten und genau vier Stücke der guten Tiefkühltorte auftauten. Es war ihnen schon genug der Rebellion, dass sie die Haare kürzer als bis zu den Schultern trug.

Was ich nicht verstand, war der freiheitliche Umgang mit den größeren Dingen; nach dem Studium etwa fragte Leni niemand. Sie war eingeschrieben für Kunstgeschichte (ohne Lehramt!), und solange ihre Eltern nicht wussten, dass sie wohl niemals mit einem Verlobungsring von einem Medizin- oder Juraball kommen würde, interessierte das alles wenig. Einmal tätschelte ihr Vater ihr lächelnd die Hand, während sie von den Plänen für ihre Abschlussarbeit erzählte, als wäre ihm daran am wichtigsten, dass seine Tochter sich nicht langweilte. Ich war zu dieser Zeit mit meinem Studium beinahe fertig und arbeitete nebenher, illustrierte auftragsweise und hatte mich mit Mone früh darauf geeinigt, dass ich Graphikerin werden sollte, weil das keine der Horrorkarrieren war, vor denen die improvisierte, weil postrevolutionäre Berufsberatung mich das Fürchten gelehrt hatte (»Als Bürokauffrau *haben* Sie doch viel mit Schreibwaren zu tun!«), aber eben auch keine, ja, brotlose Kunst.

Ich hatte alle meine Pflichtfächer belegt, aber schlich mich in den freien Stunden gern in die Vorlesungen der Kunstgeschichte. Am liebsten saß ich bei einem Professor, der über Großstadtexpressionismus um 1900 sprach. Leni saß in der letzten Reihe, machte aber einmal eine besonders bemerkenswerte Bemerkung. Ich weiß noch, dass es um Sterne ging. Sie war dabei weit zurückgelehnt, und ihre Stimme trug durch den ganzen Saal. Dass sie einen Kaugummi kaute, machte es noch lässiger. Für den Rest des Semesters setzte ich mich in ihre Peripherie. Ich hatte den Eindruck, dass sie meistens nicht zuhörte, ihre Beobachtungen waren aber so spannend und so konzis gefasst, dass ich der Überzeugung war, sie müsse zwei Gehirne haben: eines, das aufpasste und lauschte, und eines, das leise mit den Kommilitoninnen flüsterte und kicherte. Das erste hatte mich für sie eingenommen, das zweite musste ich gewinnen. Nur wie?

»Was, ›Lenin‹?«, fragte ich tumb nach, als ich mich in der Raucherecke dazu überwunden hatte, sie nach ihrem Namen zu fragen und ihr Feuer anzubieten, und sie sah mich für eine Sekunde an wie ein Reh auf der Fahrbahn. Dann lachte sie und sagte, das sei ihr wirklich noch nie passiert, »nein, Leee-niii!«. Ich nickte und rauchte ein bisschen schneller, lehnte mich an den warmen Sandstein des Unigebäudes. Leni. Das mochte ich. Den Klang. Sie rauchte *Parisienne,* was ich prätentiös und irgendwie toll fand. Fortan setzte ich mich in der Vorlesung neben sie, und zusammen verewigten wir unsere Zeichnungen auf den Klapptischen, mit meinen H6 Bleistiften in das alte Furnier. Und während ich eifrig und nervös zugleich ritzte, flüsterte sie:

»Meinen Namen nicht kapieren und selbst Mercedes heißen, echt.«

Der Zirkus ist genau der richtige Ort, an dem uns so ein Moment hätte passieren sollen: dramatisch und nostalgisch und aus der Zeit gefallen. Aber so ist das Leben nicht, ein paar große Gesten, die Highlights des Spiels zusammengeschnitten und dazwischen stimmungsvolles Stock Footage – die Umbrüche lauern im Kleinen. Ein Stolpern auf gebohnerter Treppe oder eine Ampelphase, die nicht abgewartet wird, können uns in der Mitte durchtrennen, und ein Nervenzusammenbruch passiert gegebenenfalls ungeduscht zwischen Gurkengläsern. Auf dem Vorplatz des Zirkus stehen wir dann einfach nur da, zwischen Wohnwagen und Käfigen. Keine Schwanenfrau am Eingang, kein Clown, der Popcorn verkauft. Einzig: der auf seiner Stange kauernde Graupapagei, der, als er unserer ansichtig wird, noch immer ruft: »süß oder salzig«. Die Höcker der Kamele und Dromedare hängen an den Seiten hinab, während die Träger sich dünne Beine in weiche Bäuche stehen, wie Ballons, aus denen ganz langsam die Luft entweicht.

Das um sich greifende Elend ist bei Tageslicht ohne kreischende Kinder und blinkende Plastikspielzeuge besonders schwer zu ignorieren. Daran ändert auch der höfliche Knicks der Elefantendame nichts, den Matea filmt und zu einem kleinen Loop schneidet. Die Elefantin sieht zart aus, wie aus Porzellan, feine Risse, die sich durch ihre Epidermis ziehen, und hauchdünne Ohren, von fern wie rosa Blütenblätter mit Sprenkeln, ihre Kissenfüße machen Schleifgeräusche, während sie vor uns hin und her pendelt, über ihren alten Augen liegt ein Netz gegen die Bremsen. Mira äußert ihr Bedauern darüber, dass die arme alte Dame nicht mehr einfach zum Fernsehen gehen, kein TV-Star werden kann, weil das ja auch niemand mehr schaut, dieses lineare Fernsehen, oder wenigstens zu YouTube, wobei Matea die Augen verdreht; wie immer, wenn eine von uns beiden versucht, eine internetaffine Bemerkung zu machen. Sobald ich meine, eines dieser Konzepte aus dem digitalen Raum begriffen zu haben, entwischt es mir schon wieder, hat sich aufgelöst, entmaterialisiert. Matea findet uns nur peinlich. Dabei ist sie es, die Miras Referenz nicht erkennt, als diese hinzufügt, zumindest wenn der Krieg käme, könnten wir diese graue Kameradin hier noch gut gebrauchen. Die Dromedare dagegen kämen ihr für Nahkampf eher ungeeignet vor. Matea und ich gehen einfach weiter, ohne das zu kommentieren, und legen die Hände auf weiche, warme Ponyschnuten. Das hilft nicht wirklich. Aber es vergehen fünfunddreißig Minuten, und vielleicht ist da doch dieser leichte Schub, den der Anblick dieses entzauberten Paradieses bedeutet. Der ein kleiner Antrieb ist, ein schwacher Trost, aber das notwendige bisschen Kraft zum Abschied gibt, bevor wir zurück in die Wohnung fahren. Und als wir dort ankommen, können wir beginnen, zu packen.

Mira arbeitet sich durch die Küchenschränke in Eiche rustikal, durch mehrere Dekaden Porzellan und Besteck – dass es zwischen dem aktuellen weißen und dem alten Zwiebelmuster auch eine petrolfarbene und eine zitronengelbe Phase gegeben hat, war mir gar nicht klar gewesen. Das meiste hiervon spenden wir, während Mati ihr eigenes Zimmer in Boxen verstauen soll.

Ich sitze im Schlafzimmer, packe für jede von uns eine Kiste mit Andenken – ein Tipp von *witweninfo.de*. Alle drei Boxen sind halb voll mit den fast unbenutzten Pullovern Mones; im Klimakterium hatte sie zu frieren aufgehört. Wir lauschen dabei nur dem wackligen Rhythmus der anderen: durch die Zimmertüren ein undeutliches Gerumpel. Ein Zeichen, dass wir alle da sind. Meine Hände riechen nach altem Staub, nach Zedernholzplättchen aus den Nullerjahren, Lavendelbeuteln aus den Neunzigern und Mottenkugeln aus den Achtzigern, während Schränke und Nachttische als ausgehöhlte Gerippe dastehen. Nur die alte Kommode im Flur, die drei Schubladen hat, jede unterschiedlich groß und auf ihre eigene Weise schwergängig, lassen wir. Die nehmen wir mit, wie sie ist, obwohl sie weder in meine, noch in Miras Einrichtung so recht passen wird. Sie ist eines der wenigen Möbel, die wir alle von jeher kennen und die keine Überarbeitung erfahren hat. Über ihren Ursprung wissen wir nichts, und es lebt niemand mehr, den wir fragen könnten. Die Kommode steht da, mit angelaufenen Messinggriffen und Kugelfüßen, darauf an einem staubigen Drahtgestell die großen Halsketten, die Mira bekommt, weil sie als Einzige von uns Schmuck trägt, und ein gar nicht so unansehnlicher Schminkspiegel, den ich einpacke, weil ich vorhabe, ihn in Mateas künftiges Zimmer zu stellen, das jetzt noch mein Büro ist.

Achteinhalb Stunden bevor der Speditionsservice Brandt, der hoffentlich nichts mit Markus Brandt aus meiner Abiturklasse zu tun hat, vor unserer Tür steht, verklebe ich die letzte Box. Obwohl die Pappkartons sich in allen Zimmern und selbst dem schmalen Flur stapeln, hallt die Wohnung nun unter unseren Schritten, als Mira und ich zu Mateas Zimmertür gehen, um ihr gute Nacht zu sagen, ihr vielleicht zuzusprechen, dass alles irgendwie – wenn auch nicht schön, dann erst mal neu und irgendwann wieder Gewohnheit – werde. So etwas in der Art habe ich jedenfalls im Kopf, aber üblicherweise redet Mira besser. Das hat schon mit Mone so funktioniert, und Matea hat immerhin die gleichen strengen Augenbrauen wie sie.

Als wir die Zimmertür öffnen, trifft den Boden ein Schlag: ein Bündel unaufgefalteter Umzugskartons kippt um und begräbt unter sich ein Wirrwarr aus Klitter. Ein Chaos aus Kabeln und Steckern und CD-Hüllen, sogar Laufwerke und außerdem ein Haufen Feenstaub: Perlen und Federn und Glitzer und glitzernder Kleber und glitzernde Scheren und Haarbänder und fluoreszierende Stifte, und überall verstreut liegt bunter Puffreis, von dem Matea zwei Beutel pro Woche verzehrt. Die Bewohnerin dieser Höhle stellt sich oben in ihrem Stockbett schlafend, sieht zu friedlich, zu eingekuschelt aus, begraben unter einem Wust aus Bettwäsche und Kleidungsstücken, erkennbar nur ihr braves Gesicht. An ihrem Fußende liegt Muriel und blinzelt uns arglos an.

Der Schrei steigt in meiner Kehle hoch und schwillt an, mir wird heiß, im Gehörgang fühle ich die tickenden Sekunden der Uhr über der Tür, noch sechseinviertel Stunden, und ich bin hundemüde und der Zeitplan wäre perfekt aufgegangen –

Doch bevor ich etwas sagen kann, drückt Mira mir wortlos einen Karton in die Hand, faltet ihrerseits einen auf, mit einem gezielten Schwingen der Unterarme, so leise das eben geht, in stiller Akzeptanz des gefälschten Dornröschenschlafes über unseren Köpfen – und wir beginnen zu packen. Mit zitternden Händen wickele ich Kabel auf. Wie ich Kinder hasse, denke ich, wie unzuverlässig, wie unnütz. Dabei trete ich auf Puffreis, der unter meinen Zehen knirscht, und sage nichts. Mira kümmert sich um den Feenstaub, verstaut Polaroidfotos, kleine Plüschtiere und Schulbücher. Nach einer Weile gehe ich in die Küche und hole die Lokalzeitung, bei der ich gern ein Praktikum gemacht hätte, hätte es sie damals schon gegeben, und reiße sie in handbreite Streifen, um kleine Technikteile, die ich nicht verstehe, Platinen und etwas, von dem ich glaube, dass es RAM-Riegel sind, sicher zu verpacken. Wie bei Ausgrabungen auf einem fremden Planeten gleitet Mateas Hab und Gut durch unsere vorsichtigen Hände. Irgendwann knackst die Hochbettleiter unter den nackten Füßen, und Matea beginnt, ihren Kleiderschrank auszuräumen. Auf den ersten Karton schreibt sie mit glitzerndem Edding AUF NIMMERWIEDERSEHN.

Das Kinderzimmer hat Teppichboden, und nachdem wir gepackt haben, hallt es hier genau so wenig wie vorher. Der Raum ist würfelförmig und eher beengt, das Fenster sehr schmal. Energiesparendes Bauen, oder im zeitgeschichtlichen Spiegel wohl eher: glassparendes Bauen. Sozialwohnungen errichten, ohne Rohstoffe zu verbrauchen, die sich teurer in den Westen verkauften als am Ort. Hierher umzuziehen hatte mir nicht gefallen, mein Tisch und mein Bett und mein Schrank von Omi hatten kaum in das neue Zimmer gepasst. Aber ich hatte trotzig alles behalten und bei meinem Auszug von Hand abgeschmirgelt und nach Berlin mitgenommen. An Miras Einrichtung kann ich mich gar nicht mehr erinnern und jetzt bei Matea sieht es aus wie aus einem IKEA-Katalog, weiß furnierte Möbel und ein Lampion in der Mitte, der so tief hängt, dass ich mich ständig an ihm stoße, wenn ich den Raum betrete.

Das einzige Zimmer, das mir dank gefliester Wände und einer unpersönlichen Struktur Ruhe gönnt, ist das Badezimmer. Mone hat es vor Jahren schon einigermaßen stümperhaft getüncht, in unruhigen Kreisbahnen, aber am Ende bleiben es Waschbecken, Klo und Badewanne. In Letztere lege ich mich mit Decke und Kissen schlafen, dreieinhalb Stunden bevor die Spedition ankommt, noch immer hellwach. Im Bett meiner Mutter zu liegen kam nicht in Frage, ich habe das seit meinem fünften Lebensjahr nicht getan und werde nun nicht mehr damit anfangen. Im Gästebett hat sich flugs Mira ausgebreitet, und so blieb die Wanne.

Das Licht hier drinnen ist angenehm, blau und kalt, weil der Mond in der Provinz klarer von den Fliesen widerscheint und der Nachthimmel ohne den orangefarbenen Dunst auskommt, der ihn in Berlin zuverlässig verschleiert. Das Einzige, was mich irritiert, sind die Umflauschungen: Um den Fuß des Klos liegt ein dicker, kobaltblauer Teppich, der passende Überzieher ist auf den Deckel gespannt. Und während ich mit der Schlaflosigkeit ringe, realisiere ich, dass Mone dabei war, zu einer Omi zu werden, ja sogar schon ein Großmutterbadezimmer besessen hatte. Der freie, spiritistische Mone-Atem weht sonst noch durch jedes Zimmer, auch nachdem ich Tücher abgenommen und hölzerne Buddhas an Oxfam gespendet habe. Wie stark hätte sie sich noch verändert? Wäre sie eine biestige alte Frau geworden? Oder wäre sie ein Hippie geblieben? Wäre sie ein biestiger Hippie geworden? Wäre noch etwas vom jugendlichen Zug um ihren Mund geblieben, ihrer wilden Art? Schon vor Jahren habe ich begonnen, mich ihr anatomisch immer stärker anzugleichen, optisch hielten Fremde uns schon, als ich sechzehn war, für Schwestern, seit etwa zehn Jahren waren die Leute überzeugt, ich wäre die ältere von uns beiden.

Wenn ich die Augen schließe, kann ich ihr Totengesicht sehen. Es war friedlich und fast fröhlich. *Zwischen Schwermut und Wahn kommt man dazu, sich selbst von außen anzuschauen wie eine Blume, die dort steht, wo der Partisane begraben liegt. Das ist die Idylle der Objektivität.* Mal wieder tauchen einzelne Sätze aus ihrem Brief in mir auf, Wort für Wort genau, obwohl ich mir sonst nie Zitate merken kann. Hinter meiner Stirn rast es, ich reibe darüber, kratze mir die Kopfhaut, die plötzlich juckt, schiebe mir die Finger tief in die Ohren, aber ich komme nicht näher heran an das Rauschen in meinem Kopf.

Das Einzige, was immer hilft, ist Masturbation. Also ruckle ich mich in der Wanne zurecht und schiebe eine Hand zwischen meine Beine. Ich fange mit den Fingern an zu massieren, mit den Fingerkuppen über den Jeansstoff, der Reibung nachzuspüren, die sich von einem Textil auf das nächste über die Haare bis auf die Haut überträgt. Als würde ich unter Wasser tauchen, wird alles gedämpft. Da ist nur das Streichen auf dem Stoff, und kurz danach das Knistern der Haare, als ich den Reißverschluss geöffnet habe. Sich selbst anzufassen hat etwas Instinktives, ein Spiel mit den Reflexen, wie sich einen Hammer ans Bein zu schlagen, so dass der Fuß nach oben schnellt. Am besten ist der Orgasmus, wenn ich es schaffe, an nichts zu denken, mir niemanden vorzustellen, im Kopf ein leerer Kreis. Dem Ziehen nachzugehen, Wellen auszulösen, bis sie sich in kleinen Schlägen brechen, während ich Luft durch die Zähne schiebe, mein Beckenboden sich zusammenzieht, während ich nur die Fingerkuppen eingestippt habe, die rund gefeilten Nägel mit den Lippen umschließe und ich mich ein paar Sekunden lang fühle wie ein geschmiedeter Ring; die Schlange, die sich selbst in den Schwanz beißt.

Als ich die Hand aus der Hose nehme, warm und klebrig, quietscht die Badtür ein paar Zentimeter auf und Muriel tappt herein, von einer Flauschinsel zur anderen, um schließlich, mit ihrem Hüftschaden erstaunlich elegant, auf den Klodeckel zu springen und sich auf dem kobaltblauen Textil niederzulassen. Sie blinzelt, gähnt, ich sehe die feinen weißen Lider, die sich längs und etwas träger als die äußeren auf und zu ziehen. Meine Augen sind so trocken, dass sie brennen und ich kurz das Gefühl habe, dass sie knirschen beim Schließen. Aber der Nachgeschmack des Schreis, den ich vorhin mit Mühe zerkaut und hinuntergewürgt habe, ist endlich verschwunden.

# JULI

Der Juli ist der niederschlagsreichste Monat. Wir lernen das in der Schule und vergessen es über der Erwartung der sonnig-heißen Jahreszeit, in deren Mitte er sitzt wie eine große, hitzefreie Leerstelle. Und dann gießt es wie aus Eimern, und wir wundern uns, weil wir schneller vergessen, was wir mal wussten, als wir Erwartungen, manifestiert als Bilder im Kopf, loslassen können. Und dann sind wir nicht wütend, sondern enttäuscht. Besonders in den Städten flucht es dann an allen Ecken und Enden, weit weg von Feldern und Wäldern, wo es scheinbar keinen Kreislauf der Monate gibt, kein Wachsen und Ernten und Pflügen und Pflanzen. In den Städten, wo wir kaum spüren, wie die Zeit vergeht. Aber ich komme nicht aus diesen Städten, und ich mag Niederschläge jeder Art. Und deshalb kann ich stundenlang hier sitzen und aufs Wetter schauen. Das macht sich besonders gut mit Ela am Telefon.

»Es heißt Koala, nicht Koala*bär*, das ist Cultural Appropriation!«, sagt Ela gerade, und darüber grunze ich so laut, dass es auch durch die Leitung zu hören sein muss.

»So ein Käse, du sagst ja auch immer noch Kreuzkümmel und nicht Cumin, *das* ist Cultural Appropriation!«

»Deine Mudder ist Cultural Appropriation.«

»Hehe, ist sie echt. Also war sie echt. Sie hatte Rastas Anfang der Neunziger.«

»Im Ernst?«

»Na ja, wegen Milli Vanilli. Hat sie sich sonst nix bei gedacht. Das ist auch echt lange her.«

»Glaubst du eigentlich, es gibt dieses Eis noch?«

»Welches Eis?«

»Na, Milli Vanilli!«

»Das war doch total eklig, so pissgelb und künstlich und immer so halb gefroren, halb matschig.«

»Ich mochte das. Heutzutage sind ja immer diese komischen schwarzen Punkte im Vanilleeis.«

»Ela.«

»Hm?«

»Die schwarzen Punkte. Das *ist* die Vanille, du Herbert!«

»Also wenn du mich nur angerufen hast, um mich zu beleidigen: Da hätte ich ja gleich eine Konferenzschaltung machen können mit dir, meinem Ex und *meiner* Mutter … oh, und meinem Biologielehrer aus der Siebten, der hat sich auch immer diebisch gefreut, wenn ich was Dummes gesagt hab.«

»Beruhig dich mal. Aber das mit der Vanille: Das war doch ein Scherz, oder?«

»Wieso?«

»Na, du wusstest das doch, dass diese schwarzen Punkte die Vanille sind.«

»Nö.«

»Was machen sie euch da unten nur ins Trinkwasser?«

»Hier ist alles wie immer: Die Heteros sind den Homos *ganz gleich*, Hautfarben sehen wir nicht, und soziale Ungerechtigkeit ist quasi aus der Welt geschafft. Wir haben jetzt immerhin überall diese Bänke in den Fußgängerzonen ohne Lehnen, damit die *Hobos* und die alten Leute da nicht so lange sitzen und das Stadtbild versauen …«

»Idyllisch.«

»Paradiesisch, möchte ich sagen, Mira. Pa.ra.diesisch. Vielleicht kann ich sogar irgendwo mit Uber Eats auch Milli Vanilli bestellen.«

»Das gibt's mittlerweile sogar in Deutschland.«

»Milli Vanilli?«

»Ne-hein, Uber Eats!«

An manchen Tagen will es mir noch immer nicht in den Kopf, dass meine beste Freundin ans andere Ende der Welt gezogen ist. Und das, um dort die Kaffeegetränke zu mixen, die sie auch während unseres Studiums schon im Laden um die Ecke zubereitet hat. Wenn ich dann auf meinem Balkon sitze, die Zehen zwischen den Streben der Brüstung, das Telefon an meinem Ohr, bin ich mir beinah sicher, dass nur ein paar wenige Kilometer, höchstens ein paar Kieze zwischen uns liegen können und nicht Meere und Kontinente, vom Äquator ganz zu schweigen – obwohl es Tag bei mir ist, wenn bei Ela bereits tiefe Nacht herrscht. Aber vielleicht will ich es auch einfach nicht wahrhaben. Denn natürlich spüre ich, dass es nicht mehr wie vorher ist.

Wir hatten uns am ersten Tag im ersten Semester kennengelernt, im Studierendencafé, das damals noch Studentencafé hieß und überquoll vor enthusiastisch-nervösen Achtzehnjährigen. Dabei war sie mir zunächst unsympathisch. Später lernte ich, dass ihr gelangweiltes Gesicht einfach ablehnend wirkte, mit den ein klein wenig hängenden Backen, und sie sich auch gern in ihrer eigenen Welt versenkte, wenn die äußere ihr nicht taugte. Zudem ist es ein Leitmotiv in meinem Leben, dass ich den ersten Anblick der später wichtigsten Leute nicht mochte, der erste Eindruck verkehrt war, ich an ihnen hängenblieb und mich schließlich in sie verguckte, und dann hörte die Liebe so schnell nicht mehr auf. Zügig hatten wir uns von der Erstsemester-Veranstaltung abgeseilt und waren tanzen gegangen. Und damit hörten wir gar nicht mehr auf, bis unsere Füße bluteten. Unsere Füße! Bluteten! Wirklich! Auch deshalb merkte ich wohl nicht oder erst sehr spät, wie wenig mir das Studium lag. Ob wir in angestaubte Salsa-Clubs gingen, Ela illegale Open Airs auftat, wir in einer Schlange vor einem Club die halbe Nacht lang auf der Stelle trippelten, immer betrunkener von Gin Tonic, den wir direkt in die Brauseflasche hineingemischt hatten, oder ob ich mit zwei Flaschen Wein vom Späti vor ihrer Tür stand und wir wenig später euphorisch durch ihren langen Flur hüpften und wankten: Immer hatte ich das Gefühl, ich lebte nur auf diese Nächte hin. Während Ela schon als Barista arbeitete, hatte ich an der Uni eine Stelle mit

Büro im Institut bekommen, in dem wir eines Abends zu *Wir sind Helden* auf dem abgelaufenen Teppich herumsprangen und schließlich stürzten – eigentlich fielen wir sogar genau in die Zäsur, in den stillen Takt zwischen DIE KONKURRENZ und SCHLÄFT NICHT, rutschten beide aus, dass unsere Beine sich verkreuzten und wir schmerzhaft auf unseren Hinterköpfen zu liegen kamen. Der Teppich des Büros dünstete Zigarrengeruch der alten Tage aus, bei genauem Hinriechen unzureichend verdeckt vom Patschuli-Duft der Reinigungsmittel.

»Ich hasse es hier«, sagte ich mit diesem Dunst in der Nase zum ersten Mal aus voller Überzeugung, und Ela sagte: »Ich auch.«

Weil ich auf die Bloch-Schule gegangen war, das Gymnasium mit dem stadtbekannt leichtesten Abitur, wo es auch für Fleißaufgaben und Mitarbeit Noten gab, hat sich Mone um meine Schulkarriere niemals Sorgen gemacht, und nicht mal Omi war nervös zu kriegen, die sich eigentlich schon an den Fingernägeln knibbelte, wenn ich im Garten den Kaffeetisch deckte und sie im Himmel nur die Idee eines Wolkenbruchs lesen konnte. Und vielleicht war genau das mein Problem gewesen: dass niemand mich kontrollierte, niemand streng schaute und ich mir deshalb selbst mit dem Lineal auf die Finger schlug, wann immer ich die volle Punktzahl nicht erreichte, und bei diesen vielen tausend kleinen Schritten, an die ich mich minuziös zu halten versuchte, vergaß, hochzuschauen, das große Ganze zu sehen und darüber nachzudenken, was all die Bestnoten mir einbringen würden, wenn die Schule vorbei war. Erst auf der Abiturfahrt, am Strand von Lloret de Mar, zugegebenermaßen mit einem stattlichen Pegel von lieblos gemischten Wodka-O und Cola-Rum, hatte ich dann eine Münze geworfen: Kopf stand für Medizin und Zahl für Jura.

Bei Ela war es ein bisschen anders, sie hat als erstes Kind ihrer bäuerlichen Familie studiert. Ihre Eltern hatten sich keine Vorstellung gemacht, keine Erwartungshaltung eingenommen. Wenn überhaupt, schien Elas Mutter die Akademiker-Tochter Angst zu machen. Weil sie keine Tochter von Akademikern war, sondern eine Tochter, die zur Akademikerin geworden war. Das konnte ihre Mutter nicht einsortieren und sagte deshalb nur wenig zu ihren Leistungen und mehr darüber, wie schlecht Ela offensichtlich ihre Blusen bügelte. (Ela hat ihre Blusen noch nie gebügelt.)

Wir waren aus zwei unterschiedlichen Richtungen gekommen und brachen in zwei unterschiedliche auf, nachdem wir ein paar Halbjahre umeinandergekreist waren. Ela kehrte der Universität den Rücken, während ich noch eine Weile quer durch die Institute streifte und mir nach dem Zufallsprinzip alles ansah und anhörte, was sich anbot. Besonders gern mochte ich einen uralten Kunsthistoriker und einen ziemlich gutaussehenden Archäologen. Außerdem las ich endlich wieder Bücher in den Stunden des Tages, die ich sonst mit dem Bepinseln von Karteikarten verbracht hatte. Ich las in den Cafés, in denen Ela dann schon Vollzeit hinterm Tresen stand. Dann machten wir Mittagspause in der Mensa, setzten uns mit an die langen Tische der Juristinnen, die sich selbst übertrafen in den wechselnden Disziplinen Zynismus, Zukunftsangst, Zöliakie, und nickten eifrig, diskutierten mit, ließen uns nichts anmerken. Wenig hat mich bisher so glücklich gemacht wie diese kleinen Dramolette, das gemeinsame Fälscherinnentum, das ich nur mit meiner liebsten Person teilte.

»Es ist so gut, dich einfach atmen zu hören, Mira.«

»Hah, atmen ist gut, ich krieg vor lauter Heuschnupfen kaum Luft.«

»Hast du das von deiner Mutter geerbt?«

»Nä, in der DDR hatten sie keine Allergien.«

»Die waren wohl immer aus.«

»Haha.«

Der Regen trommelt auf die Markise der Nachbarn über mir. Und ein paar Wassertropfen rieseln bis auf meine Zehen.

»Und sonst? Irgendwelche geheimen Schätze übernommen? Oder nen Berg Schulden?«

»Es hält sich in Grenzen«, sage ich zögernd und denke an den Umzugskarton, der unangetastet neben der Kommode im Flur steht. Da Ela Gedanken lesen kann, kommentiert sie das nur mit einem ihrer Mhmms.

»Mhmm.«

»Lass mich damit in Ruhe.«

»Wovor hast'n du Angst? Dass der Karton dich angreift? Den hat doch Mercedes gepackt, nicht Pandora.«

»Haha. Du hast Humor wie so ein altes Stück Käse.«

»Würzig und speziell?«

»Nee, gut als Idee, aber dann im Abgang bisschen schleimig und unangenehm.«

»Aaach, mein Humor ist einfach was für Gourmets! Der Époisses unter den Humören.«

Ela war ein paar Jahre mit einem französischen Austauschjuristen gegangen, den sie fast geheiratet hätte. Aber sie hat nicht rechtzeitig ja gesagt und er sich derweil anderweitig verliebt. Überreste von Vorstellungen dieses alternativen Lebens werden hin und wieder noch immer in ihr hochgeschwemmt. Sie hatte sich schon in einem Pariser Vorort gesehen – das ist nur eine Handvoll Jahre her, und doch kommt es mir inzwischen vor, als wäre diese Geschichte gar nicht ihr, gar nicht uns passiert. Aber Ela denkt oft noch daran, wie ihr alternatives Selbst in einem Paralleluniversum auf dem Bahnsteig steht und Zigaretten pafft, während zur Geisterstunde der Eiffelturm hinter ihr flackert und sie sich freut, nicht von den deutschen Touristinnen erkannt zu werden, perfekte Camouflage ihr gelangweilter Gesichtsausdruck.

»Wohnst du noch allein?«, fragt sie mit einem Hauch von Eifersucht in der Stimme, und ich sage ganz schnell,

»Natürlich!«

Als ob ich ihr nicht erzählen würde, wenn ich ihr altes Zimmer neu vermietet hätte.

»Warum ist Mati eigentlich nicht zu dir gezogen? Da wär doch jetzt Platz.«

»Hab ich auch gesagt! Aber nein: Mercedes hat drauf bestanden, dass Mati bei ihr einzieht bis zum Abi. Dabei weiß ich gar nicht, worauf sie allergischer ist, auf die Katze oder den Teenager.«

»Also ich wüsste, was ich lieber hätte«, sagt Ela.

»Ey, Mati zählt nicht als Kind, die ist super.«

»Ich weiß, du bist Fan. Warum holst du sie nicht mal da aus dem Betonbunker und zeigst ihr die Stadt?«

»Und ›die Stadt‹ meint dann – ?«

*»Ohm, Kater Blauuu?«*

»Sie ist sechzehn.«

»Ach, das kriegt ihr schon irgendwie hin.«

»Oh, es schellt bei dir!«, sage ich und bin ganz erleichtert, dass ich Ela nicht sagen muss, dass ich Bedenken habe, illegale Partys für mich und meine kleine Schwester ausfindig zu machen. Für so etwas hatte ich immer Ela gehabt, und jetzt bin ich 32 und werde sicher keine traurigen Versuche mehr unternehmen, ein Club Kid zu werden.

Die Melodie ihrer neuen Türklingel, *Eine Kleine Nachtmusik,* habe ich ihr eingerichtet, als ich Ela in Melbourne abgeliefert habe. Weil ihre Mutter immer noch gern erzählt, dass sie über diese und jene Ecke mit Mozart verwandt seien. Dabei ist das gar nichts Besonderes, weil Österreich klein ist und die Verwandtschaft zu Hitler vermutlich ähnlich nahe wie die zu Mozart liegt. Ela ist sehr unmusikalisch. Das schlägt sich auch deutlich in ihrem Tanzstil nieder. Aber manchmal brauchst du, um dich selbst entfalten zu können, genau so eine Freundin, der es ganz egal ist, wie sie aussieht, wenn sie Spaß hat, damit du selbst die Scham verlieren kannst.

Die Nachtmusik erklingt ein zweites Mal, der Klingelton ist deutlich zu lang programmiert und hämmert mindestens acht Takte lang durch Elas winzige Neubauwohnung.

»Uh, ist das etwa *Alec.*«

»Ach, das ist gar nix, der will nur, dass ich über seine Fußnoten gehe.«

»*Über seine Fußnoten gehen* ist aber auch nur das akademische Äquivalent zur Briefmarkensammlung, oder?«

Alec, den sie kürzlich bei einem Augenkontakt über dem Tip Jar aufgegabelt hat, schreibt seine Doktorarbeit und lässt sich von einer fast fertigen Juristin einer europäischen Exzellenzuniversität leicht beeindrucken.

»So oder so muss ich unsere Konversation langsam beenden, ma chère. Couscous, und schreib mir, was im Karton ist!«, befiehlt sie noch, ich gebe ihr Couscous zurück, und dann ist Ela fort und die Stille wieder da und auch die kleine rote Ziffer, die meine ungelesenen Nachrichten anzeigt, und eine Erinnerung an den Termin mit Mercedes heute Abend. Wenn ich mich mit Mercedes treffe, ist es keine Verabredung, es ist ein Termin.

Das Schwierige am Schwesternsein ist, dass es so eine Verbindung sein müsste, wie ich sie zu Ela habe. Wie ein Paar Kirschen. Das zusammen im Wind baumelt, und wenn es fällt, dann gemeinsam. Ela ist eine Schwester, wie ich sie nie hatte. Von Mercedes geht etwas Unüberbrückbares aus. Obwohl wir beide die hellen Augen haben, sind ihre immer einen Tick umwölkt. Nur selten kann ich an ihnen ablesen, wie sie sich fühlt. Manchmal habe ich eine Ahnung, sehe eine Abneigung aufblitzen, eine Müdigkeit, eine Übersättigung. Hunger ist da nie. Der Hunger liegt bei mir, von jeher. Der Hunger und die Neugier, die mich, obwohl ich längst losmüsste, die sorgsam verklebte Kiste aufreißen lässt, bevor ich aus der Tür gehe. Vielleicht mach ich das nur, um Zeit zu schinden. Vielleicht will ich auf Ela hören, lieber als auf mich selbst. Es mag aber auch der Tatsache geschuldet sein, dass Mercedes mich fragen wird, wie ich den Inhalt der Kiste denn finde, und niemand kann besser mit vorwurfsvollem Schweigen bestrafen, mit einem geraden Strichmund und aufgeblähten Nasenflügeln als sie, falls ich noch keinen Blick hineingeworfen haben sollte.

Also packe ich die Kiste aus, schließlich werde ich auch den kommenden Geburtstag meiner älteren Schwester wieder vergessen und sollte vielleicht nicht alle Gelegenheiten für chronische Enttäuschung hintereinander mitnehmen. Durch die beerenfarbenen Pullover habe ich mich schnell gewühlt und stoße auf Gold: Papier und Edelmetalle. Mit einer Schatzkiste habe ich nicht gerechnet.

Beim Sprechen über Frankreich wurde Mone immer ganz wach. Vor einigen Jahren, ob es drei oder fünf sind, kann ich nicht mehr sagen, haben wir noch mal zusammen ferngesehen. Also: tatsächlich einen ganzen Film geschaut. Mone hatte sich für *3 Tage in Quiberon* entschieden. Marie Bäumer spielt eine depressive Romy Schneider, die in der Bretagne versucht, gesund zu werden. Oder wenigstens: nicht zu sterben. Es war kein Feiertag, Mercedes war nicht dabei. Wir saßen zu dritt auf der Couch, Mone lag, den Kopf auf der gleichen Lehne wie immer, Mati spielte an ihrem Telefon, nachdem sie den Wikipedia-Artikel von *3 Tage in Quiberon* gelesen hatte und dann den Artikel *Romy Schneider* und dann *Sissi*. Nach einer Weile sagte Mone müde, sie wäre so gern Romy Schneider. Die sei auch unglücklich gewesen. Aber wenigstens in Frankreich.

Keine von uns war jemals in der Bretagne, auch Mone nicht. Wir kennen nur die Bildbände und Postkarten, in Antiquariaten aufgegabelt, vielleicht geschmuggelt über das Nachbarland, den alten Klassenfeind, vorn drauf die Ansichten der Küsten, der Fischerdörfer und: der königlichen Insel vor den Toren Europas, die dort liegt, im marée basse et haute. Auf einer Postkartenrückseite steht in Mones Handschrift der Name, der zu einem Satz wird, der zu einem Lied wird:

*Mont St. Michel, Mone ist Michelle. Michelle, ma belle, sont les mots qui vont trés bien ensemble.*

Auf anderen Bildern: Ansichten spiralförmiger Treppenhäuser – die Innereien von Leuchttürmen, zerklüftete Wasserlinien und rissige Küstenabschnitte, die noch rauer, noch harscher wirken in Schwarz und Weiß. Wind, der sich in die Körnung der Fotografien gewaschen hat, Schiffssegel und die kleinen Möwenhäkchen an den Himmeln und irgendwo hinter den Wellenburgen schon eine Ahnung von Nordamerika.

Unter die Karten geschummelt hat sich auch ein Foto eines Bouleplatzes: das im Tanz mit sich selbst versunkene, aschblonde Mädchen mit dem Kleinkind auf dem Arm, das nirgendwo so sicher einschläft wie ganz nah bei seiner Schwester. Aber dieser Platz, weiß ich genau, ist nicht die Bretagne, das ist ein Hinterhof in Lichtenberg in den Neunzigern. Weil auch dieses Foto schwarz und weiß ist, ist das französische Küstenlicht nicht vom Kiezgrau Berlins zu unterscheiden. Ich versuche, meine Züge mit denen von Mercedes zu vergleichen. Sie sieht so ernst aus wie heute, aber ihr Griff um meinen Kinderkörper ist fest.

Eine Portion Nostalgie auf Papier, eine Sammlung von Wein-Etiketten, ein wenig handgeklöppelter Schmuck, Korallen und Perlen und einiges aus roh behauenem Silber. Wobei ich nicht weiß, wie viel echtes Silber darunter ist: Einen der Anhänger habe ich ihr eigenhändig geschenkt. Es ist ein Dreieck aus Schneckenlinien. Stolz habe ich es damals aus dem Rucksack gezogen, stolz und müde von der Fahrt und wie immer ängstlich vor ihrem Urteil. Sie drehte ihn in den Händen und sagte, ein bisschen unsicher:

»Ein … Dreischneuß?«

Und ich sagte:

»Eine Triskèle!«

Betonung auf dem Accent grave. Sie hat das nie gemocht, wenn ich sie korrigierte. Sie nickte nur schweigend und fuhr die Form mit den Fingern nach. Die drei

Spiralen, die alle aus dem Mittelpunkt entsprangen und in drei verschiedene Richtungen zwirbelten. Dann war sie damit ins Schlafzimmer gegangen, und ich habe das Teil sicherlich seit dreizehn Jahren nicht mehr gesehen. Es ist ein bisschen rötlich angelaufen, natürlich kein echtes Silber. Ich lege es um, schaue in den Spiegel, der im Flur lehnt, lächle mir bemüht zu, als wäre das im Spiegel eine andere.

Mit dem Lippenstift ziehe ich die Linien meines Mundes nach, aber in den Winkeln knicke ich sie leicht nach oben. Ein Erdbeerlächeln, ein Clownlächeln vielleicht, aber in der Dämmerung und bei Mindestabstand geht es schon, fällt es nicht weiter auf, dass ich nicht wirklich lächle. Im letzten Moment drücke ich mir ein paar Pickel aus, kleine Pusteln an den unteren Rändern meines Gesichtes, Maskenakne. Dann wasche ich mir noch einmal über das Kinn, eine Handvoll Wasser über der Spüle, ohne den Lippenstift dabei zu verschmieren. Das Foto der beiden Mädchen, die wir einmal waren, wandert noch im Vorbeigehen in meine Hosentasche. Wenn ich mich mit Mercedes treffe, trage ich selten Röcke, weil sie mich stets darauf hinweist, wenn ich breitbeinig sitze; obwohl ich das mit voller Absicht mache, so wie die ungekämmten Haare und auch mein lautes Lachen, das auch noch über den Lippenstiftrand hinausgeht und das eigentlich geeignet ist, Distanzen zu überbrücken.

Draußen sind die Farben entsättigt, wie zurückgenommen hinterm Schnürsenkelvorhang des Regens, alles sieht zarter aus, in Bewegung und Gebrauch, und ich mag das sehr – fast so sehr wie den Klang. An trockenen Tagen hör ich in Berlin Menschen menscheln und Maschinen ihre Dinge tun. Mit dem Rauschen des Regens bricht die Natur sich Bahn, und das Wetter legt sich wie eine Decke über alles, sanft und beharrlich, so wie das Unkraut den Asphalt spaltet und Moos und Flechten in schattigen Winkeln wachsen. Dass es in meinem Kiez verzogene alte Häuser und Grasbüschel am Bürgersteig zwischen notdürftigen Teernarben gibt, macht ihn wohnlicher als die Ecke, in die es Mercedes verschlagen hat, mit den durchsanierten Fassaden und dem Eichenparkett, falschem Sandstein und gutsituierten Nachbarn. In einem Winkel im Boden des Balkons über mir haben Schwalben ein Nest aus Speichel und Lehm gebaut, und wo es bei Mercedes hier und da sogar für die PKWs einen Aufzug gibt, muss ich die vier Stockwerke zu meiner Arbeit noch zu Fuß erklimmen und lausche dabei dem Nachhallen meiner Schritte auf dem Beton. Oben vor dem Loft wartet nach wie vor niemand auf mich, keine verschlafenen Blicke, freundlich zugekniffene Augen bei lackierten Nägeln, die auf Telefonen wischen, um sich lässig an der Tür via Bluetooth einzupiepsen.

Ich lasse mich mit der Schlüsselkarte ein, trockene Haare und nasse Schuhe, und schalte im Vorbeigehen die Technik an, ziehe mir die Jacke über den Kopf und werfe sie am Fenster über den monströsen Heizkörper.

In der Abstellkammer, die zur Teeküche für Mitarbeiterinnen umfunktioniert worden ist, setze ich mir

Wasser auf und wische in den drei nebeneinander auf dem Home-Bildschirm aufgereihten Dating Apps links-rechts-links im Rhythmus meines aktuellen Ohrwurms, *Upside Down* von Diana Ross. Die Wahllosigkeit gehört beim Dating dazu, online wie offline, nur Evangelisten swipe ich immer gleich nach links, mit denen bin ich durch: keine Lukasse, keine Johannesse, keine Markusse und – naja, keine Matthiasse mehr; Matthäus heißt selten einer. Bei Frauen habe ich bisher keine No-Gos, außer dass sie mir selbst nicht zu ähnlich sein sollten. Aber auf die Fotos schaue ich gar nicht genau, und eher aus Versehen aktiviere ich bei der Wischerei die Kamera und erschrecke mich über mein höchst unvorteilhaftes Von-unten-links-Gesicht. Dann mache ich ein Doppelkinn und schicke ein Selfie an Mati. Es fühlt sich gut an, dass sie näher bei mir ist, nicht mehr abgeschlagen in der Wüste der Altmark. Je näher mir Menschen sind, bin ich überzeugt, umso schneller funktioniert die Datenübertragung. Ich zügle mich: Nie mehr als ein Foto alle drei, vier Tage, und ich kommentiere nie eine ihrer Nachrichten mit weinenden Lachsmileys, denn das ist das Emoji non grata. Trotzdem bin ich aufgeregt, als sie antwortet, und das um diese Uhrzeit und in den Sommerferien.

*was ein albtraum: mone ruft an aus dem jenseits und will dass ich den müll rausbringe lol*

Dass jemand in ihrem Alter *lol* schreibt kommt mir anachronistisch vor, aber darauf kann ich gar nicht reagieren vor lauter Hibbeligkeit. So ist das mit den Matis und Elas in meinem Leben, mein Herz pocht, wenn wir uns treffen, ich rase durch die ganze Wohnung zur Tür, wenn sie klingeln, und meine Finger zittern, wenn ich eine hastige Antwort für sie tippe:

*Seems fair, als du klein warst, musste ich das immer machen. Irgendwann sind wir alle mal dran. Und jetzt wird sie dich ewig aus dem Jenseits damit nerven, bätsch!*

Stille. Die drei Punkte sind verschwunden, und ich befürchte zunächst, ich bin zu weit gegangen. Aber nein, das ist eine der besten Sachen an Mati, dass wir im Humor und auch sonst eigentlich nie zu weit gehen können, sondern immer über die Grenzen und Gürtellinien hinaus, ohne dass eine weint. Deswegen lege ich ungeduldig nach, noch während sie selbst am Tippen ist:

*Haben wir eigentlich die DVDs von* Der Pate *behalten, weißt du das, Corleone?*

Doch tanzende Punkte antworten noch auf die Nachricht zuvor, *als ob die je an den müll gedacht hätte ahaha*. Zum Trost schickt sie mir ein weinendes Lachsmiley, das mich beleidigt. Die popkulturelle Referenz ignoriert sie geflissentlich, so wie sie sonst die ganzen Witze in *Gilmore Girls* ignoriert, die sie nicht versteht, kommentiert nur das Doppelkinn-Selfie:

*wo bist du da? haben sie das licht im darkroom angemacht?*

*Haha, nee. Ist mein 9-Uhr-Kurs, Barre Fitness, machste mit?*

Ich schaue auf ihren Namen, schaue auf den Status – *online* – und auf das Chatfenster. Weiß, dass sie googelt. Ich leite ihr den Link zur Session weiter, auch wenn mir klar sein sollte, dass derlei vergebliche Liebesmüh ist.

Vor drei Jahren hat sie eine Hamburger-Schule-Phase gehabt, und ich wedelte triumphierend mit Thees-Uhlmann-Tickets vor ihrer Nase herum, perfekte große Schwester, die ich sein wollte, aber sie zuckte nur mit den Schultern und sagte, Konzerte seien nicht so ihr Ding.

Konzerte. seien. nicht. so. ihr. Ding.

Daraus habe ich gelernt: Überraschungen liegen uns nicht. Für mich ist es wie vorgestern, für sie wahrscheinlich gefühlt dreißig Jahre her. Es endete darin, dass wir mit Ela auf der Couch saßen und *Topmodel* guckten und Mikrowellenpopcorn aßen, was ein besonderes Highlight war, weil Mone strikt gegen Mikrowellen war und Mati Popcorn liebte. Der Thrill, den Knopf in der richtigen Sekunde zu drücken, kurz nachdem das Ploppen größtenteils verstummt war und noch bevor sich die Maiskörner von zuckrigen Wölkchen in qualmenden Schutt verwandelten, genügte ihr. Deswegen mache ich schon lange keine Pläne mehr, was meine kleine Schwester betrifft, und passe meine Erwartungen den Umständen an.

Der Bergamottentee ist ein bisschen bitter, aber mir passt das sehr. Meine digitalen Unterrichtsstunden habe ich mittlerweile technisch optimiert, um mir dabei weniger traurig vorzukommen. So richte ich den Laptop und Beamer entsprechend zueinander und zur Spiegelwand aus, dass meine Gruppe mich sehen kann und ich sie sehe – ein Raster von kleinen flimmernden Fenstern auf dem Rechner –, aber so, dass sie kein Kabel und andere Hinweise auf die Virtualität in der Kameraeinstellung erkennen können, sondern das Gefühl haben dürfen, direkt vor mir zu stehen, ein filmfehlerfreier Sportkurs. Der Timer bis zum Beginn läuft ab, und die schwarzen Fenster werden bunt: Da sind meine Stammkundinnen. Die schicken in ihren semitransparenten Leggins, die sympathischeren in Jogginghosen und manche auch im Pyjama. Ich selbst trage eine schwarze Strumpfhose mit abgeschnittenen Füßen und ein hellgraues Sweatshirt, auf dem die Schweißflecken nach der ersten Viertelstunde gut zu erkennen sind. Weil ich kürzlich erst gelernt habe, wie gern sie das mögen, wenn Unregelmäßigkeiten da sind, wenn ich zwischendurch genervt stöhne oder seufze und es mir anzusehen ist, dass es auch mich anstrengt. Dass sie sich dann weniger alleine fühlen und ich mit ihnen stärker verbunden bin.

»Welcome, Willkommen, Bienvenue! Danke, dass ihr eingeschaltet habt, ich weiß: Diese Situation ist für uns alle noch immer seltsam, und ich bin dankbar, dass ihr in diesem neuen Leben noch ein Fenster frei gelassen habt für mich.«

Mit Leuten zu sprechen war nie mein Problem. Nur ganz kurz verschlägt mir die Sprache, dass noch ein weiteres Fenster auftaucht, jedoch schwarz bleibt, mit dem Username MATTDAMON. MATT DAMON. Es dauert einen Moment, bis ich verstehe. In der nächsten Millisekunde mache ich eine kleine Grimasse für Mati, und mein Bauch kribbelt. Mir ist egal, dass sie ihre Kamera ausgeschaltet lässt, ob sie nur dahockt und mir zuguckt, wie ich herumhample – wahrscheinlich bin ich sogar nur ihr Second Screen, und auf dem First Screen zockt sie irgendwas. Hauptsache ist, dass wir wissen, dass die andere da ist.

Ich hatte eine Weile bei ihr im Bett geschlafen, als ich eigentlich schon ausgezogen war, und irgendwann schlief ich auf der Matratze daneben, und einmal, da war Mati schon in der Schule, wachte sie auf, über uns an der Decke leuchteten die grünen Klebesterne, und fragte, ob ich da sei. Und ich wollte sie streicheln, und sie atmete warm auf meine Hand und sagte, nein nein, sie sei ja schon groß, sie würde mir schon glauben, dass ich noch da sei, wenn ich das sagte. Bei Mone war das anders, sie musste festgehalten werden, sonst entwischte sie einem. Das hatte die kleine Mati allerdings nicht gesagt, sondern nur ich in meinem Kopf, während im Flur der Schlüssel klapperte und wir uns schlafend stellten.

Mit dem Zeigefinger auf dem Trackpad ziehe ich den Player in den geteilten Kanal der Session, meinen Ohrwurm dürfen ruhig alle mit mir teilen, zumal sich der Rhythmus für mein Programm ganz gut eignet, *upside down / boy you turn me / inside out / and round and round*, und ich beginne, die Posen anzusagen; auf Französisch, als wäre das hier echter Ballettunterricht. Wir wären alle lieber Pina Bauschs und Nurejew juniors statt Büroangestellte, die Geld hinblättern, um die angefutterten Toffifees wieder loszuwerden, bevor eine Realität weitergeht, die wir eigentlich satthaben.

Das Tanzstudio war viele Nachmittage lang der einzige Ort, an dem ich mich wohl gefühlt hatte. Schon bevor ich mir die Schuhe selber binden konnte, machte ich Pliés und Arabesken, trippelte umher auf Zehenspitzen, wenn auch meist ohne Tutu. Ich mochte den rauen, kreppigen Stoff nicht, und bis ich zweiundzwanzig war, dachte ich, wer sich als Frau ernst nehmen möchte, sollte Rosa vermeiden. Ich tanzte am liebsten die männlichen Rollen, und am meisten lagen mir Tiere und Pflanzen. Ich gelte mir die lockigen Haare zurück und war Wladimir oder Präsident Stahlbaum, oder, am liebsten: der Mäusekönig. Das kam meiner Lehrerin gut zupass, weil wir einen Mangel an männlichen Tänzern hatten. Natürlich: Obwohl das Fernsehballett auch im Nachwende-Ostdeutschland überlebt hatte, war die Realität eines Billy Elliot für uns auch Ende der neunziger Jahre noch sehr nah. Ich dachte damals, es läge daran, dass diese Gegend so viel nachzuholen hatte. In Wahrheit aber verschob sich die Zusammensetzung unseres Ensembles auch später nicht, die Ballettschule blieb ein Mädchenhort. Einzig die Besetzung änderte sich, denn mir wuchsen irgendwann Brüste, die sich auch für die paar Stunden einer Tanzaufführung nicht abbinden ließen. Jedenfalls verbot die Lehrerin es mir gleich wieder, als ich damit anfangen wollte, das sei schädlich und unnatürlich. Als ich Mone das erzählte, lachte sie trocken und zeigte auf meine Ballerinas, die zu fünf Paaren im Badezimmer hingen, mit durchgetanzten Spitzen, abgewetztes, schmutziges Weiß, und sagte:

»Das ist schädlich und unnatürlich.«

Und ich war die längste Zeit Primoballerino gewesen.

Nach einer Handvoll Kurse, zu spät für die Mittagspause und zu früh für einen durchschnittlichen Feierabend, sitzt mir Mone in der U-Bahn gegenüber. Das ist nichts Besonderes, ich sehe sie ständig. Gerade dann, wenn ich im Begriff bin, Mercedes aufzusuchen, was bis zum letzten Anlass nur alle Vierteljahre passierte, obwohl wir schon seit Ewigkeiten in der gleichen Stadt wohnen. Sie hatte mir zu Beginn sogar einmal vorgeworfen, ihr Berlin nur nachzumachen. Tatsächlich wollte ich früher gern sein wie sie, aber das hat nicht viel länger gehalten als bis kurz nach Matis Geburt. Ab da wollte ich wie Mati sein. Als Mone mit Mati schwanger war, hat sie mit dem Haarefärben aufgehört und sich auch die strenge Ponyfrisur nicht mehr nachgeschnitten, sondern alles in einen Dutt nach oben geknüddelt. Aber für mich wird sie wohl so bleiben, wie sie davor gewesen war: schnittig frisiert, Ende dreißig und immer auf dem Weg irgendwohin. Sie war stets modisch gewesen, nie streng und nie aus dem Rahmen fallend, sie hatte sich zusammengenommen und war individuell geblieben. Individuell möchte in diesem Teil Berlins jede sein, was es nicht einfacher macht. Denn wer sieht schon gern an der nächsten Ecke die eigene tote Mutter herumlungern, rauchen, Falafel stopfen, in Clubs tanzen oder am Klo für Koks anstehen? Wie soll ich denn so vernünftig trauern? Das Exemplar mir gegenüber ist besonders gut getroffen, sucht mit den Augen unruhig den Fahrplan über meinem Kopf ab. Sie trägt Strumpfhosen mit 35 Denier. Ihre Brauen sind kohlrabenschwarz nachgezogen. Zu flirten ist mit Maske nicht einfacher geworden. Nie weißt du, ob die andere gerade lächelt oder böse schaut oder sich ekelt über den eigenen Mundgeruch, da sind nur zusammengekniffene Augenpaare mit runzliger Nasenwurzel dazwischen. Kurz vor der Bezirksgrenze steigt Mone aus, und ich fahre weiter, tief in den langweiligen Teil der Stadt, der U-Bahn-Tunnel scheint sich leicht abwärts zu neigen, ich spüre einen sachten Druck auf den Ohren. Und wenn ich mir jetzt erlaube, drüber nachzudenken, fällt mir vielleicht ein, dass die fremde Frau eben meiner Mutter gar nicht so ähnlich war.

Mones Todesnachricht erreichte mich im Angesicht des Teufels. Ela hatte mich überredet, sie im Februar nach Australien zu begleiten. Wegen emotionalen Beistands, wie sie sagte. Ich bin mir fast sicher, dass kostenloses Aufgabegepäck und die Tatsache, dass ich Karten und U-Bahnpläne lesen konnte, nicht weniger entscheidende Anreize waren. Zugestimmt hatte ich nur unter der Prämisse, dass wir eine Tour nach Tasmanien unterbringen würden. Unsere Reise mit dem Guide, Taou, hatte mehrere Tage gedauert. Wir waren auf der Suche nach Tessa, der Teufelin. Vor Augen immer die Tabelle, auf der er uns zeigte, wie weit die Jungtiere in ihrem Bauch schon waren:

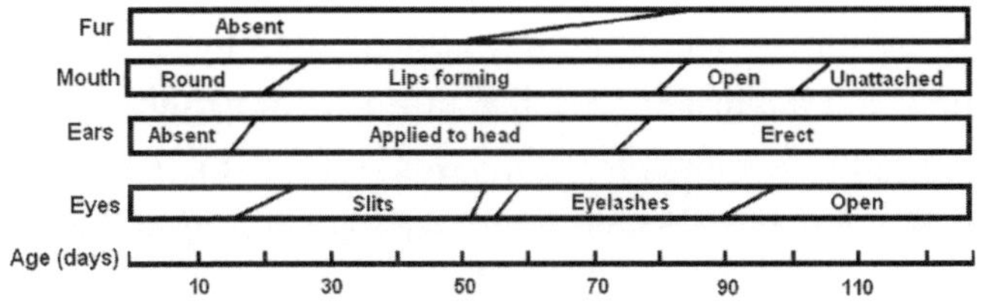

Tessa war der letzte lebende Beutelteufel in Taous Distrikt. Tessas Art gehört zur Gruppe der Marsupialia, was niedlich klingt. Tasmanische Teufel sehen auch nicht so ungeheuerlich aus wie Taz aus der Bugs Bunny Show, der mit gefletschten Zähnen dem gut gelaunten Hasen nachpest, wenn er nicht gerade von einem Amboss erschlagen wird. Der finstre Geselle aus dem goldenen Zeitalter der Cartoons täuscht gewaltig – so sehr, dass die Regierung Tasmaniens sich Mitte der Neunziger in einen Rechtsstreit mit Warner Bros. verwickeln sollte, der darauf hinauslief, dass bis heute ein Teilerlös von jeder verkaufen Taz-Plüschfigur in den Artenschutz für Beutelteufel fließt. Tatsächlich ist der Tasmanische Teufel selbst im Dickicht des Dschungels, unter fettem Blattwerk und im strömenden Regen, unter Idealbedingungen also, vom Aussterben bedroht. Dabei kommen die Jungtiere zäh auf die Welt; schon im Beutel der Mutter kämpfen bis zu dreißig Embryonen auf dem Weg zu den Milchzitzen um die Vorherrschaft. Im Mutterleib fechten sie aus, wer zur Welt kommen und wer den Beutel niemals lebend verlassen wird. Und so fanden wir sie, wie sie sich unter einem Bergpfefferstrauch vor dem Regen schützte, mit pumpender Brust, der weiße Pelz als Linie mitten im sonst schwarzen Fell. Ihre Augen blitzten zu uns herüber, wie wir da standen in Gummistiefeln und mit Kapuze, zusammengedrängt und den Atem anhaltend. Dann das aufdringliche Telegrammpiepsen meines Telefons, wenn meine ältere Schwester mir eine Nachricht schickte, nur drei Worte:

»*Mone ist tot.*«

Und als ich ächzte und Ela »What the fuck, Miri!« sagte und Taou »No no no!«, nutzte Tessa die Gelegenheit, schleppte sich fort von uns, weiter ins Dickicht, und ihre dreißig fightenden Nachkommen im pulsierenden Bauch, einige von ihnen vielleicht schon nicht mehr am Leben, nahm sie mit. Wir hatten sie nicht einmal fotografiert. Taou fluchte wie wild, und er hörte erst auf damit, als Ela ihn höflich bat, er möge doch bitte »SHUT THE FUCK UP FOR A MOMENT.«

Im Wagen zurück zum Camp saß ich hinten, Ela neben mir auf dem Mittelsitz, sie quetschte meine Hand, presste ihr Knie gegen meins, als ob sie sich durch den Widerstand rückversichern würde, dass ich noch da war. Ich erklärte beiden mit dicker Zunge, es sei ein *unnatural death*, was Taou nicht verstand, bis er anhielt und mich im Rückspiegel ansah und sagte, oh, *death by suicide*, was weniger unnatürlich klang und stärker nach dem, was ich empfand an den Stellen in meiner Brust, die brannten wie entzündet.

Im Dschungel gab es kaum Netz, und als ich Mercedes endlich erreichte, war es bei mir bereits März, in Deutschland dagegen noch Februar. Weil ich nicht wusste, was genau ich fragen sollte, sagte ich leise, dass ich anriefe, um nach Mone zu fragen. Auf dem abfotografierten Totenschein stand:

*Direkt zum Tode führende Grunderkrankung,*
Doppelpunkt
*bedingt durch,* Doppelpunkt
*bedingt durch,* Doppelpunkt

Ausgefüllt worden war der Schein von Hand, und ich konnte kaum etwas entziffern und war darauf angewiesen, Mercedes' Version der Geschichte zu glauben.

Sie sei schon fort gewesen, als sie gefunden wurde, war die kurze Antwort, und ich hatte nachhaken müssen, die Worte drückten sich wie gegen tonnenschweren Widerstand durch die Leitung. Die Verschreibung der Herztropfen sei frisch gewesen, die Flasche neben ihr auf dem Teppichboden aber leer.

Sie habe einen Brief hinterlassen. Ich müsste meine Reise abbrechen und nach Hause kommen, es gäbe viel zu organisieren. Ich erinnere mich, wie das Telefon an meinem Ohr glühte, wie ich auf Elas kaltem Laminat hockte, wie draußen die Sonne schien und drinnen die Klimaanlage summte. Und am anderen Ende der Welt hing meine Schwester kopfüber vom abgeschürften Teppichboden, während sie erklärte, es sei »nichts mehr zu machen« gewesen, Mone hätte das gut getimt.

Als sie die Tropfen nahm, klingelte es in Matis Schule gerade erst zur Hofpause. Kurz zuvor hatte Mone die Katze nach draußen in den Flur gesteckt – und wie immer, wenn die kleine Chartreux, blasiert und manchmal in ihrer Eleganz plötzlich einknickend und herrlich ungeschickt, versehentlich dort gelandet war, irrte sie lautstark von Treppenabsatz zu Treppenabsatz. Wie immer, wenn Muriel das tat, hatte Frau Ritter von gegenüber sich ihrer erbarmt – sie hatte Menschen und speziell uns Kinder nie gemocht, aber für Tiere hatte sie ein Herz – und ihren Ersatzschlüssel gezückt, um Muriel unter den Arm zu klemmen und zurückzubringen. Kurz hinter der Türschwelle machte die sich los, sprang der alten Dame vom Arm. Doch anstatt sich wie sonst zufrieden zu trollen, hörte Muriel nicht auf zu jaulen, bis die mürrische Frau Ritter ihr ins Schlafzimmer nachging – auch weil Frau Ritter und vor allem ihr verstorbener Mann, Herr Ritter, so jedenfalls hatte Omi das immer erzählt, ihrer leidenschaftlichen Spitzeltätigkeit nachtrauerten. Frau Ritter rief Notarzt und Polizei und älteste Tochter an.

Mercedes hatte sich unverzüglich in ihr schickes neues Auto gesetzt und war noch eingetroffen, bevor der Schulbus eine Ecke weiter hielt und die ahnungslose Mati ausspuckte. Als die das Zimmer unserer Mutter betrat, war Mone bereits unter einem Tuch nach draußen getragen worden. Ich weiß nicht, wer meiner kleinen Schwester die Details erzählt hat. Ich erinnere mich, den ganzen Weg zum Flughafen über das Telefon in der Hand gehalten zu haben, den Daumennagel in der unteren Bildschirmhälfte, damit es nicht in den Sperrmodus ging, überlegte, ob ich ihr schreiben sollte. Dass sie, riefe ich sie an, nicht rangehen würde, war mir dabei völlig klar. Sonst war mir wenig klar.

Die Welt hielt nicht an, die Erdkugel raste im Affenzahn um die Sonne, ich kam überhaupt nicht hinterher, schwebte über mir und schaute meinem unordentlichen Kopf zu, während ich nach Hause flog. Ich saß in meinem Körper wie in einer Hülle, ich dachte nicht an meine Kindheit, ich dachte nur an Mati, die immer kleiner wurde; ich dachte daran, dass sie rückwärts durch die Gegend lief und niemand es aufhalten konnte, dass sie schrumpfte und wieder ein Windelkind wurde. Als sie dann wirklich vor mir stand, sah sie fast erwachsen aus. Ich umarmte sie, roch ihr Pfirsichshampoo, ich drückte Mercedes' trockene Hand. Doch die löste sich rasch wieder, ihre Haut schabte dabei an meiner entlang, um gleich über ihre Liste zu gehen. Seltsamerweise kann ich die Punkte auf dieser Liste noch sehr klar vor mir sehen, *Totenschein Kopie, Perso, Geburtsurkunde, Testament, Vorsorgevertrag, Organspende? (*durchgestrichen*), Willenserklärung?, Bestattungsinstitut: Vertrag, Leistungsumfang?, Urne, Totenkleid, Trauerfeier, Standesamt, Sterbeurkunde, Testament einsehen, Krankenkasse, Lebens- und Unfallversicherung, Arbeitgeber & Bekannte, Bestattungsform, Grab, Termin, Trauerkarten, Leichenschmaus, Dankeskarten, Verträge, Miete, Abos, Strom, Telefon, Räumung.*

Zu entscheiden gab es nichts mehr. Mercedes würde bis zum Schuljahresende zu Mati ziehen, und danach würde es umgekehrt sein. Mercedes gab mir Aufgaben ab, aber sie überließ nichts dem Zufall, das heißt: mir. Sie verlässt sich nicht auf mich oder nur gerade so viel, wie sie sich auf das Wetter verlässt oder auf den Wurf einer Münze.

Das *Café am See* schimmert aperolfarben. Die Sonne steht niedrig. Schilf und Mücken, Schwäne und Touristenfamilien, und auch die Haare meiner Schwester haben eine leuchtend orange Kontur. Wir trinken alkoholfreies Hefeweizen und entkoffeinierten Cappuccino. Der sanfte Lärm des Feierabends rauscht durch uns hindurch. Charlottenburg, denke ich in solchen Momenten oft, liegt nicht in Berlin. Neben uns sitzt eine vierköpfige französische Familie, die Tochter muss ungefähr in Matis Alter sein. Sie trägt ein bauchfreies Shirt von Camaïeu, und ich verstehe nur, dass sie sich über irgendetwas beschwert. Aber sie sind eben aus Paris, und dort klingen die Leute so, als würden sie sich über irgendetwas beschweren, selbst wenn sie flirten oder einem den Weg zur nächsten Busstation beschreiben oder beides.

»Hattest du eigentlich Französisch in der Schule?«

»Нет! Ist das dein Ernst?«

»Désolée. Klar, Russisch, was anderes hatten wir ja nich, hm?«

Ich schiebe ein Grinsen nach, weil ich auch immer gleich mit vergesse, dass die süße Tour bei Mercedes nicht funktioniert. Ich sehe ihr an, dass sie sich einen Kommentar verkneift. Sie wirkt oft so, als würde sie die Wörter zurückbeißen, die über ihre Zunge nach draußen wandern wollen.

»Hm?«

»Nichts.«

Okay, denke ich, dann von vorn:

»Gehst du denn jetzt wieder ins Büro?«

Da dreht sie das Gesicht zu mir, und ihre Brauen werden glatt. Über die Arbeit redet sie immer gern.

»Mhm, ja, also drei Tage in der Woche. Das ist eigentlich perfekt. Anders wäre es ja auch schwierig, jetzt so ohne Arbeitszimmer …«

Ich atme kurz und fest ein und sage möglichst versöhnlich:

»Du weißt, dass ich sie auch gern zu mir genommen hätte.«

»Das wollte ich damit überhaupt nicht sagen!«

Konversationen zwischen mir und meiner älteren Schwester sind ein bisschen wie ein Roadtrip mit defektem Anlasser. Du musst immer wieder neu zünden, und der Motor versackt schnell, wenn du dir nicht Mühe gibst, zu schalten, und dabei gleichermaßen einfühlsam wie entschlossen bist – und irgendwie hast du auch immer Angst, es könnte jeden Moment doch noch knallen. Wir versuchen es ein drittes Mal.

»Wie ist es denn mit Mati? Ist ja eine Weile her, dass ich mit ihr das Bad geteilt hab. Da ist sie noch nicht mal auf ne richtige Toilette gegangen.«

Mercedes goutiert das Understatement mit einem Schmunzeln.

»Das Cremen ist definitiv mehr geworden seither, ansonsten …«

Sie kratzt sich am Oberarm, der dabei so gefährlich trocken klingt, dass ich ihn am liebsten gleich einölen möchte, »… redet sie nicht besonders viel.«

Ich muss lachen. Mercedes schaut mich böse an, und auch wenn sie sonst scheinbar nichts mit Mone gemein hat, erkenne ich sie in diesem Blick kurz in ihr, sage deshalb leiser als mein Lachen:

»Tut mir leid, aber das habt ihr ja wohl gemeinsam.«

»Ich weiß nicht, sie kriecht irgendwann mittags aus dem Zimmer, dann höre ich, wie sie in der Küche rumkrümelt …«

»Wie sie isst, meinst du. Sie isst.«

»Ja, und dabei krümelt sie und räumt nichts weg.«

Ich bin das Sandwichkind und in meiner Familie so eine Art Brücke gewesen; besonders zwischen Mercedes und Mati, die sich fremd sind wie der Mond und dabei so ähnlich, dass sie es selbst gar nicht merken bei all ihrem Geschweige. Sie werden beide manchmal – unberührbar. Dagegen bin ich wie ein frisch gepelltes Ei, ganz weich und verletzlich. Es dauert Stunden und Tage, bis ich mich von den sachtesten Kratzern erhole. Mercedes dagegen erreiche ich überhaupt nur über so eine ganz bestimmte Antenne.

Auch jetzt, obwohl ich nah vor ihr sitze, ist eine unsichtbare Mauer zwischen uns. Ich strecke langsam eine Hand aus, sie gleitet vorsichtig hindurch, bis meine warmen auf Mercedes' kalten Fingern zu liegen kommen. Sie sieht mich überrascht an, und ich schaue, glaube ich, genauso überrascht zurück.

»Vielleicht brauchen wir mal so gemeinsame Rituale.«

»Rituale.«

»Ja. Irgendwas, bei dem wir gemeinsam in einem Raum sind. Du musst schon noch ein bisschen mit ihr aushalten, weißt du? Sie ist nicht nur über die Ferien da.«

Mercedes flicht einen Zopf aus unseren Fingern. Unsere Extremitäten sind sich erstaunlich ähnlich. Fast, als wären wir nicht zwei, sondern nur eine einzige Person, die sorgenvoll die Hände faltet.

»Was hast du dir vorgestellt, *Mani-Pedis?*«

»Ja, so Wellnesskram, warum nicht?«

»Aber nicht diese Fußfische!«

»Diese was?«

»Diese Fische, die einem die Füße abfressen!«

»Biste neuerdings kitzlig?«

»Ich find das widerwärtig!«, sagt Mercedes mit beeindruckendem Ekel und wie immer ein bisschen sehr ernst.

»Das würde Mati eh nicht mitmachen, das ist keinen Deut vegan. ... Da wird nicht gehimmelt, junge Dame! *Eulenaugen sehen alles!*«

Der Mone-Satz setzt uns beiden einen Kloß in den Hals. Mercedes ist schön, wenn sie weint, das ist mir schon bei der Trauerfeier aufgefallen. Ihr Gesicht sieht gemeißelt aus, stark und erwachsen, und der zarte Tränenschleier legt sich wie ein Vorhang über ihren sonst unterkühlt wirkenden Blick. Trauer steht ihr. Aber das sage ich ihr nicht, denn das nur zu denken ist ja gemein. Und vielleicht empfinde ich das auch nur so, weil ich endlich einmal irgendeine Emotion in ihrem Gesicht ablesen kann.

Ich kann nicht genau sagen, an welchem Tag sich unser Verhältnis derart geändert hat. Seit wann wir nicht mehr das junge Mädchen und das Kleinkind von der Fotografie sind, innig und sich gegenseitig ein Zuhause. Es hat dieses Band von ihr zu mir gegeben, als ich jung war. In ihrer Studienzeit war Mercedes viel zu Besuch gewesen, hat an jedem zweiten Wochenende ihr Lager in meinem Zimmer aufgeschlagen, irgendwann schoben wir die Luftmatratze einfach nur noch unter mein Kiefernholzbett, und ich zog sie wieder hervor, sobald ich den Klang ihrer Schritte im Treppenhaus erkannte.

Bevor ein Kind eine volle Hand Jahre alt ist, kann es sich angeblich an nichts erinnern. Aber Mercedes' warme Nase in meinem Gesicht, wenn ich aufwachte, und ihre geduldige Hand, wenn ich mich unter der Haarbürste sträubte, sind mir noch immer präsent. Sie spielte wenig mit mir, sie kümmerte sich. Ich spielte dagegen gern sie. Die lernende Mercedes. Die zeichnende Mercedes. Die Mercedes, die mit Männern rumstand und rau lachte. Die Mercedes, die ihre Locken hochsteckte und für mich aussah wie eine Kriegerin. Wer wollte schon ein Engel bleiben, wenn man auch eine Heldin sein konnte? Dass meine Haare nicht so nachgedunkelt sind wie die meiner Schwester, hat mich als junger Teenager irritiert. Auf den Fotos, wie gesagt, sehen unsere Haare sich ähnlich, aber im Licht, ob im Vorabendfilter jetzt gerade oder unter Halogen, wird sichtbar, wie anders wir eigentlich sind. Kommt noch Mati dazu, scheinen wir zusammengecastet, eine Girlgroup.

Auf mein Betteln hin nahm Mercedes mich, als ich das erste Mal in Berlin war, zu einer WG-Feier mit. Ich trug ihren Schmuck und ein Oberteil, das ich schon Jahre zuvor übernommen hatte, ein grün schimmerndes Trägertop aus Organza, fürchterlich eigentlich, aber ich liebte es. Und so wenig es meinem Mädchenkörper gestanden hatte, so gerne mochte ich einige Jahre später den Ausschnitt an mir und das Gefühl, wie es an der Taille anlag. Obwohl wir sogar den gleichen Lidschatten trugen, fragte ihr Mitbewohner Till beim Rauchen auf dem Balkon allen Ernstes, ob ich die Frau aus dem *Himmelreich* sei, von der Mercedes seit Wochen erzählte. Ich antwortete nicht gleich, und er fragte mich, wie viel ich denn selbst schon mit Frauen geschlafen hatte, und ich dachte schon damals, dass er lässig wirken wollte, aber er sich ein bisschen zu viel mit der Zungenspitze über die Kanten seiner Zähne fuhr dabei und ein bisschen zu viel nachhakte und ich mich ein bisschen zu wenig wie jemand und zu sehr wie etwas fühlte. Ich ließ den Blick über die leuchtenden Fensterquadrate in der Straße streifen, sagte nichts weiter und wirkte damit – das hatte ich schon jahrelang drauf – nicht unwissend, sondern vielmehr geheimnisvoll. Und weil Till mich nicht besonders gut kannte, wusste er nicht, dass das gar nicht meine Art war und ich, wann immer ich etwas zu sagen wusste, das auch aussprach und vornehmes Schweigen in meinem Leben eigentlich, *eigentlich*, nicht vorkam.

Als ich Mercedes auf dem Heimweg nach dem *Himmelreich* und der Frau fragte, vereiste ihre Mine. Nicht, dass mich das besonders überraschte, damals reagierte ich fast gelangweilt und versicherte, das sei doch überhaupt gar nichts Besonderes. Wenn ich mich heute an meinen Tonfall und ihr Gesicht zurückerinnere, weiß ich nicht, ob das die Reaktion war, die sie sich wünschte. Aber generell wusste ich über Mercedes' Wünsche meist wenig; zum Geburtstag schenkte ich ihr noch bedenklich lange, auch mit vierzehn noch, Bilder, mit Wasserfarbe in guten und mit Textmarker in schlechten Jahren gemalt. Sie vermittelte früh den Eindruck, längst alles zu haben und nichts zu brauchen, und einige Jahre schon versuchte sie, Geschenke innerhalb der Familie ganz abzuschaffen – ein hoffnungsloses Vorhaben mit Omi und Mone, denen das Gespenst des Sozialismus, der per se nicht schlecht, aber eben nicht für alle da war, noch im Nacken saß. Konsum hieß Freiheit; je mehr ihnen die Ironie bewusst wurde, desto weniger konnten sie sich vom Glücksgefühl im Kaufrausch lossagen. Mercedes selbst schenkt bei aller Bescheidenheit aber geschickt und klug. Ich vermute sogar, dass sie einer dieser Menschen ist, die das ganze Jahr wach sind und Ausschau halten und regelmäßig Beute nach Hause tragen, um die Gaben dann im richtigen Moment aus dem Hut zaubern zu können.

Egal, wie viel Mühe ich mir mit meiner Kleidung gebe, mit dem Haushalt, mit den Plänen, ich komme mir neben Mercedes unsortiert und chaotisch vor.

»Hast du die Kiste schon aufgemacht, eigentlich?«, fragt sie jetzt in unsere Ruhe im Rauschen, die Finger sind noch immer verhakt, mit der linken Hand nehmen wir jeweils einen großen Schluck, das Hefeweizen ist schon warm, der Cappuccino bestimmt lau.

»Ist meine Auswahl okay? Noch ist nichts weggeschmissen ...«

»Können wir nicht noch ein paar Dinge in der Datscha lassen?«

»Dinge?«

»Ich weiß nicht. Ich hab noch gar kein Gespür, was ich vielleicht brauchen könnte. Ich finde alles irgendwie wichtig und irgendwie schrecklich.«

»Ich bin mir nicht sicher, ob das je weggeht, ehrlich gesagt.«

»Wenn's nach Mone geht, dann ist alles unbrauchbar, was sie je besessen hat.«

»Bei so einem Nachlass geht's ja nicht um das, was sie wollte.«

»Sondern?«

»Um das, was du willst.«

»Ich weiß gar nicht, was ich will.«

Ich kippe den Rest Bier hinunter. Wir haben gelernt, immer auszutrinken, was wir bestellen, und ich will es hinter mir haben.

»Ist mir auch schon aufgefallen. Dass du nicht weißt, was du willst.«

Mercedes hat mich, bei jedem angefangenen Studium und Praktikum und jedem Job, seit ich Jura abgebrochen hatte, immer nur gefragt: Aber hat das denn Zukunft?

Als ob ich ein Medium wäre. Ich sollte die Konsequenzen stets voraussehen, als wäre das Leben ein Schachspiel, und dabei schwang vor allem mit, dass sie mir vorwarf, perspektivlos zu sein und verantwortungslos. In solchen Momenten würde ich Mercedes gern scharf angehen, aber Hitzköpfigkeit, die mir dann attestiert wird, bringt mir Abzugspunkte auf dem Erwachsenenkonto. Um die Lücke zu überbrücken, entschuldigt sich Mercedes kurz zur Toilette, was dauern kann, denn dort hat sich schon eine Schlange gebildet. Die orangefarbenen Konturen haben sich aufgelöst, und zum Anbruch der blauen Stunde sind noch einmal Wolken aufgezogen, so dick und schwer, dass ich sie auf den Schultern zu spüren glaube. Der Juli ist der niederschlagsreichste Monat. Wir vergessen das nur, wegen der Klimakrise und wegen Rudi Carrells Evergreen *Wann wird's mal wieder richtig Sommer?*

# AUGUST

*Es ist ein ganz normaler Tag auf der Aero Antoinette. Der Wind schlägt hart in die Segel, während der Bug über die Schale der Atmosphäre gleitet. Das Sonnenlicht trifft gerade erst in einer flirrenden Tangente auf die Lufthülle, die der Horizont für unser Schiff ist. Der Kapitän steht vor dem Steuerraum an der Reling, seine bepelzten Ohren flattern, noch ist er neben ein paar Flügelratten unter Deck die einzige Seele, die nicht schläft. Im Geiste geht er die Dinge durch, die es zu tun gilt, die Routinen sind auf einem unbestimmten Kurs besonders wichtig. Er will eben in seine Kajüte zurückgehen, um eine Notiz zu machen, als der Vogelschrei von Phiri aus dem Krähennest zu ihm hinunterdringt: …*

An einem Tisch irgendwo in Norddeutschland sitzen Menschen in Kleidung und reden in Sprachen. Die meisten von ihnen gehören zu einer Familie, die im Kern von Intrigen zusammengehalten wird, am Ende des Buches wird die Familie zersprengt, der Reichtum in Unmut aufgelöst, und alle Beteiligten werden dem Untergang geweiht sein, und ich habe wirklich keine Ahnung, was mich daran interessieren soll. Als ob es besonders wäre, ein Buch über eine Familie zu schreiben, in der niemand sich wirklich leiden kann, wow, in der man vorrangig neidisch ist und befremdet voneinander und befürchtet, die anderen könnten einem Dinge wegnehmen und vorenthalten oder andererseits Geheimnisse ausplaudern, gegen einen verwenden. Und doch sind dabei die Details so fremd, so sehr wie aus einer anderen Welt, weil aus einer anderen Zeit, dass wirklich niemand ernsthaft sich damit identifizieren, geschweige denn sich darin wiedererkennen kann. Die Lektürebegleitungen haben mich so abgeschreckt, dass ich nicht über die ersten Seiten hinausgekommen bin.

»Mach halt einfach eine Blendung draus«, rät Ramin, »klatsch den Anfang vom Text in nen HTML-Body und tu' so, als hättest du das *neu interpretiert* oder so. So was mögen Lehrerinnen doch. Denken, dass sie Programmiersprachen verstehen, während sie nur auf so'n whackes Layout gucken eigentlich. Oder hast du schon mal versucht, den Text in so ne billige KI zu copy-pasten? Und zu schauen was rauskommt? Wär doch lustig.«

»Voll *zeitkritisch* auch,« ergänzt Rese und lacht.

»Ansonsten einfach über so eine amerikanische Plattform was ziehen, JStore oder was, durch den Übersetzer jagen und bisschen korrigieren, zack feddich, Essay.«

»Nette Inputs Leute. Aber ich bin ja nicht bescheuert. Ich will mitreden können.«

Von meiner neuen Schule kenne ich bisher nur den Briefkopf: dünn gedruckte, serifenfreie Schrift und im Anhang diese Leseliste, *Lektüreempfehlungen.* Dabei hätte da genauso gut *Einschlafhilfen* stehen können oder *Folterinstrumente*. Aber sie heißt eben *Lektüreliste* und ist – hauptsächlich lang. Na ja, und weiß und männlich natürlich. Ich vermute, dass diese Schule damit für sich spricht. Ich war noch nie dort, ich habe mit niemandem gesprochen, und die Webseite ist ungefähr so aussagekräftig wie sie sicher vor Hacks ist: gar nicht. Auch in den Metadaten und im Quellcode findet man keine interessanten Details. Die Abijahrgänge machen jedes Jahr den gleichen einfallslosen Zirkus, es gibt eine Theater-AG, die offenbar mal eine provokante, deswegen auch nur einmalige, *Othello*-Aufführung gegeben hat. In der Cloud der Schule hat der zuständige Lehrer für die Bibliothek, der sich außerdem auch um die Webseite, die Foto-AG und die Schulzeitung kümmert, einen Ordner angelegt, der *lustich* heißt und vor allem Booty-Shots von jugendlichen Volleyballerinnen enthält. Das Gebäude sieht auf den Fotos einigermaßen pompös aus, aber was man inhaltlich sagen kann, ist sehr leicht zu subsummieren: belanglos, der Lack etwas abgekratzt und ein bisschen klebrig. Normal.

Ansonsten ist meine Vorstellung blank, einfach leer; wie durchgedrückt sind da noch die Spuren des Reimann-Gymnasiums zu erkennen, ein Plattenbau, der sich in das Wohngebiet meiner Heimatstadt schmiegt, wenig ansehnlich, überhaupt nicht herrschaftlich, eben ein Haus wie jedes andere, mit niedrigen Decken und Kunststofftischplatten und einer nicht ganz unproblematischen Trommelgruppe, die bei jeder Gelegenheit aus dem Hut gezogen wurde, um die immer gleichen Rhythmen zu hauen, von denen einem die Ohren klingelten. Außerdem ein *Medienraum,* in dem es kein W-Lan gab, dafür aber ein sehr futuristisches Whiteboard, das über die Pandemie hinweg verwaiste, während wir uns über unsere Smartphones zu Videotelefonaten verabredeten. Und mit »wir« meine ich: die anderen. Ein Smartphone genügt mir höchstens dann, wenn ich gerade zu faul zum Aufstehen bin. Richtige, stationäre Rechner sind für mich aus meinem Leben nicht wegzudenken, ähnlich wie für Rese und Ramin, mit denen ich noch immer tagelang auf unserem *Discord*-Server verbunden bin, während ich in diesem Zimmer mit der beigen Wand sitze, das nach Farbe riecht, obwohl hier ewig niemand gestrichen hat.

Meine Sachen sehen in dem großen Designerregal aus, als wären sie nur eben zwischengelagert, ungeduldig und schnell verstaut, bis man sie wieder forträumen kann. Zwischenlager. So komme ich mir auch vor.

»Das hier ist mein Zwischenlager«, flüstere ich in mein Headset, und Rese gluckst, und Ramin grunzt.

»Na, das kann ja dann bis zu 35 Jahre dauern, bis du abgekühlt bist.«

»Da schaut man einmal nicht hin, und zack, ist so eine Zwischenstation ein Dauerzustand.«

»So wie das mit euch beiden, meinste.«

Sie schweigen betreten, weil ihnen vor mir peinlich ist, dass sie zusammen sind und dass ich ihnen vorrechnen musste, wie auffällig sie dabei waren, was mich doppelt aufregt. Sicher habe ich es nicht toll gefunden, dass über den Prozess meiner Entfernung aus ihrem Leben die große Liebe über die zwei hereingebrochen war, aber die lieblosen Versuche, es zu verschleiern – wie sie mir abwechselnd Nachrichten schrieben, aber vom selben Ort aus, was sehr leicht zu lokalisieren war zum Beispiel –, machten mich viel wütender. Ich bin doch nicht blöd, sage ich ihnen immer wieder, und immer wieder scheinen sie das zu vergessen.

Der digitale Raum zwischen unseren Mikrophonen ist fast mucksmäuschenstill, nur ein leises Summen hört man, Reses Mikro hakt ein bisschen, weil sie von uns dreien ihre Gegenspielerinnen und vor allem ihre Avatare am allerlautesten anschreit. Wenigstens darauf muss ich nicht verzichten. Wenn ich die Kopfhörer trage und die beiden spüre, ist es beinahe, als müsste ich nicht sein, wo ich bin.

»Hey Leute, no hard feelings«, sage ich deshalb, weil sie noch immer keine Worte finden, und meine es nicht. Die beiden tröstet zumindest meine gute Absicht, dass ich will, dass sie sich besser fühlen, weswegen sie »Danke hey« nuscheln, fast zeitgleich. Und obwohl wir jeder in unseren Zimmern sitzen, habe ich das Gefühl, dass ich hören kann, wie viel näher Rese und Ramin sich sind als ich den beiden. Dass, wenn man zwischen uns ein Fadendreieck spannte, es zwei sehr lange Katheten hätte und eine ganz kurze Hypotenuse.

Ich schaue in den Schminkspiegel meiner Mutter, den Mercedes mir hier auf den Sekretär gestellt hat, auf den mein stationärer Rechner mit Turm und Monitor und Tastatur gerade so passen. Die Ellbogen aufzustützen

den Raum füllte, so als könnten wir alle gleich abheben und der Gravitation den Mittelfinger zeigen, für einen Moment. Ich schreibe die Lyrics in meinem Notizprogramm auf;

*Es wird alles gut*
*Aber stimmt das auch*
*oder ist das bloß Werbung, die an uns vorbeirauscht?*
*Sie versprechen Schönheit, sie versprechen Liebe*
*Du wirst das glücklichste, schönste Zahnrad im Getriebe*
*Und dann lauf, lauf heim*
*Das muss Liebe sein.*

Sie ergeben eine Penisform.

In der Sauna kann man unsere Brüste ganz ungestützt, unpräpariert vergleichen. Mira hat natürlich die größten. In BHs sehen sie super aus, genau richtig proportioniert machen sie aus ihrer Figur eine Sanduhr – was sie selbst gar nicht so mag, weil sie lieber dünn wie ein Halm wäre. Mit diesen Tanz- und Sportmenschen zu tun zu haben tut ihr nicht gut. Wie sie so ganz nackt mir gegenüber sitzt, sehe ich, wie groß und bläulich schimmernd ihre Brustwarzen sind, als ob sie schon ein Kind bekommen hätte. Ein Mutterbusen, ohne je eine Mutter geworden zu sein. Bei dem Wort Busen zieht sich mir alles zusammen. Ein ekliges Wort. Beide Brüste hängen ein ganzes Stück weit, bis auf die bläulichen Brustwarzen sind sie ebenmäßig rosé – wie ein Sonnenaufgang.

Bei dem Gedanken muss ich mir das Lachen verkneifen, zum Glück haben die anderen beiden die Augen geschlossen.

Ihre Entspannungsgesichter sind grundverschieden. Während Mira wirkt wie eine zufriedene Katze, leicht nach oben gekrümmte Mundwinkel und rosa Backen, ist Mercedes' Miene eher wie ein Fahrradschlauch, aus dem man die Luft gelassen hat, flach, schlapp und ausdruckslos liegt ihr Gesicht da, sinkt zu beiden Seiten an ihrem schmalen Schädel hinab. Ihre Brüste dagegen stehen wie eine Eins, zwei glänzende weiße Jurten nach dem Regen, überzogen von Schweißperlen. Überhaupt sieht ihr sehniger Körper ganz gut aus, so erhitzt, und ich überlege kurz, ob Leid, Hitze, Kälte, Trauer attraktiver machen können. Ich versuche, mich selbst in der Spiegelung der Glastür zu erkennen. Ich bin hager, und mein Bauch ist trotzdem fülliger als meine Brüste. Ein bisschen sehe ich aus wie der kleine Lord. Von uns dreien habe ich die stärksten und dunkelsten Haare am Körper. Das muss ich nicht vergleichen, das weiß ich, weil die anderen beiden sich nicht einmal rasieren und nur zarter blonder Flaum sie überzieht, während ich schon jetzt, obwohl ich sie allabendlich glatt rasple, längst wieder die kleinen schwarzen Pünktchen auf meinen Schienbeinen und Füßen erkennen kann, ja, auch auf den Füßen, sogar auf den Zehen. An guten Tagen finde ich, dass das aussieht wie die Pünktchen im Vanilleeis. An schlechten finde ich, man könnte es auch mit einer seltenen Akneform verwechseln, Millionen kleine fiese Mitesser, die niemals satt und niemals ganz ausgedrückt sind. So etwas Ähnliches sind Follikel ja wohl auch.

Ich habe es noch nie verstanden, warum man gern in die Sauna geht – ich glaube nicht an die heilende Kraft des Schweißes, ich fühle mich nie entschlackt, wenn ich faste, und eine Schlammpackung gibt mir nicht das Gefühl, hinterher sauberer zu sein. Wenn ich mich sauber fühlen möchte, dann wasche ich mich, und wenn ich mich dann noch eincreme und -sprühe, dann gibt mir das einen kleinen Panzer, für ein paar Stunden, das hält mich zusammen, verstärkt meinen Körper, der mich kaum gegriffen und gehalten bekommt, ein schwabbeliger Behälter, wie so eine Silikonbackform, aus der ich zu quellen drohe. Ich brauche keine Auflösung, kein Verdampfen, keine Reduktion, ich brauche einen Chitinpanzer, oder meinetwegen Teflon, etwas, das wasserabweisend ist und einen Lotuseffekt hat und am besten auch noch gut riecht. Hier in der Schwitzkammer habe ich den Eindruck, immer noch ein bisschen weniger zu werden, als ich mich ohnehin schon fühle. Als wären die anderen volle Gläser und ich selbst nur eine kleine Pfütze am Glasboden. Dass wir hier zu dritt sitzen, verstärkt dieses Gefühl eher, als mich mit den anderen beiden stärker zu verbinden – und das würde ich gern sagen. Aber es geht mir nicht über die Lippen; auch weil ich weiß, warum wir wirklich hier sind.

Zwar habe ich schon einen Personalausweis und darf bald Autofahren – nicht, dass ich es vorhätte –, aber ich bin anscheinend noch immer in so einem Alter, in dem andere denken, sie wüssten genau, was jetzt gut für mich wäre. Ruhe und Entspannung, wie der Prospekt und die Webseite dieses Ladens sie bewerben, sind es jedenfalls nicht.

»Cedi, das war die beste Idee, die du je hattest!«

Mira versucht neuerdings, einen Kosenamen für unsere ältere Schwester zu etablieren, was nicht funktioniert. Aber das hält Mira nicht davon ab, es weiter zu versuchen.

»Ja, Selfcare eben, nicht?«

Mercedes schielt zu mir rüber, und ich lächle schief zurück. Dass Erwachsene immer denken, man wäre nur da, damit sie sich konstant über einen lustig machen können … Man liest ja oft mittlerweile, dass Menschen häufig eine Therapie machen, weil die Menschen um sie herum, die Koordinaten in ihrem System, die möglicherweise das *eigentliche* Problem sind, keine Therapie machen. Einer muss anfangen. Ob Menschen sich genauso auch selbst töten, weil – ja, weil was? Weil andere Menschen, die das eigentliche Problem sind, sich nicht töten? Oder weil andere Menschen sie nicht töten? Oder weil der Tod einfach nicht von selbst eintreten will und man ihm ein bisschen auf die Sprünge helfen möchte. Weil das Leben nicht von selbst endet, nimmt man es sich, wirft es von sich, um es endlich los zu sein, *if it doesn't spark joy …*

Am Todestag meiner Mutter hagelte es. Das war das Erste, was ich bemerkte, als ich an der gleichen Haltestelle wie immer aus dem gleichen Bus wie immer stieg, in dem ich am gleichen Platz gesessen hatte wie immer: zweite Reihe von hinten, links – aufgestanden war, keine Stangen und Haltegriffe berührte, mich nur hier und da mit den Ellbogen abstützte. Die Luft war nasskalt, dass einem die Augen ein bisschen feucht wurden, wenn man sich in den Wind drehte, und was ich erst für feinen Schnee hielt, waren dann Hagelkörner, die mir gegen die gewachste Jacke trommelten. Ich hatte kein komisches Gefühl, ich war nur genervt, ich fluchte leise, dass ich meine Brille nicht trug, die mir wenigstens die Augen geschützt hätte, und bog um die Ecke zum Eingang unseres Hauses, der von der Straße abgewandt liegt. Und vor dem Gemeinschaftsgarten stand in einem langen Herrenmantel und mit einem Schirm, von dem die Eiskörner absprangen wie Popcorn aus einem heißen Topf mit Öl, Mercedes.

In diesem Moment wusste ich schon alles. Mir war klar gewesen, wie es ausgehen würde. Das Ende ist den Leuten immer so wichtig, ein gutes Ende oder ein schlechtes, aber in Wahrheit gibt es keine Enden, im Grunde gibt es nur diesen ständigen Kreis, die Kohlenstoffketten und Energiewellen, und es gibt den Moment, in dem man die Hände von der Tastatur nimmt, den Stift absetzt. Die Illusion eines Endes, weil man irgendwann aufhören muss, während nichts aufhört, weil die Augen müde werden und das Hirn auch, weil man irgendwann einschläft und dann noch immer da ist, noch immer erträgt, im schlimmsten Fall sogar träumt. Und wenn der Traum endlich endet, oder man selbst nicht mehr teilnimmt, weil man aufwacht, dann geht das Wachsein weiter. Ob das Totsein einen Unterschied macht? Wenn das Licht ausgeht und man nichts mehr hört und sieht und denkt. Ob dann endlich Schluss ist? Noch schlimmer finde ich die Idee, dass es gar kein Ende gibt. Wie furchtbar, das Bild, *deine Mama sitzt jetzt auf einer Wolke und guckt dir zu,* dann will ich sagen, spinnt ihr, sie hat scheiß Höhenangst! Lasst sie doch einfach in Ruhe. Und wenn es geht, auch mich. Danke.

»Wie läuft's so mit den Schulvorbereitungen?«

Vorsichtig stubst Mira mir ins Knie. Das ist das Angenehme daran, wenn man nackt und schwitzend in einer Kammer sitzt; man schaut auf die Pietät, wenn's ans Berühren geht. Ich schaue sie einen langen Moment an und sage dann in meiner albernsten Manier:

»Och, könnte besser sein, ich weiß immer noch nicht, wo ich bei – Cedi – vernünftiges Gras herkriege. Da gibt's ja nur Marmor und Champagner, wie's aussieht.«

»Aaaw!«

Mit Drogenhumor kann Mira was anfangen.

»Yay, sie kifft. Oder sie macht Witze übers Kiffen, das ist ja noch besser …«

»Wie weit bist du mit den Buddenbrooks?«, unterbricht uns Mercedes.

»Woher weißt du?«

»Du lebst bei mir. Vergessen?«

»Naja, ›leben‹.«

»So schlimm?«

»Nein, ist sehr schön, danke … ich …«

In Nuscheln auszubrechen passiert mir eigentlich nicht mehr, aber wenn ich unter meinen Schwestern bin, überhaupt wenn ich die Jüngste im Raum bin, zerfasert mir die Situation und damit auch die Kommunikation.

»Mhm.«

»Also.«

»Hm?«

»Buddenbrooks.«

»Ach.«

»Sonst schau einfach den Film«, sagt Mira und zwinkert wie der Onkel, den ich nie hatte. Dabei hat sie von uns die meisten Bücher gelesen. Diejenigen, die die meisten Bücher gelesen haben, schämen sich am wenigsten dafür, was sie alles nicht wissen – oder wissen wollen. Beherzt etwas langweilig finden: Mira kann das. Mercedes schreitet dagegen entschieden ein:

»Den Film gucken reicht nicht! Das reicht nie. Es ist nicht dasselbe.«

»Na ja, aber irgendwo muss man ja anfangen. Wusstest du, dass da diese eine Viva-Moderatorin mitspielt …«

»Viva?«, frage ich vorsichtig.

»Oh Gott. Sag jetzt nicht, dass ich schon so alt bin.«

»Das war ein Scherz! Ich weiß schon, was Viva ist.«

»Ahaha! Witzbold. Aber ernsthaft: Du musst das sicherlich nicht mehr lesen. Kann mir nicht vorstellen, dass sie so was heutzutage noch machen. Oder?«

»Hmm, ich will gleich punkten und den Rest des Jahres entspannen können.«

»So funktioniert Schule aber nicht!«, will Mercedes reinfunken, und Mira funkt in ihr Funken:

»Ich bin ja wohl näher dran als du!«

»Am nächsten bin ich dran«, korrigiere ich die beiden. Offensichtliches auszusprechen ist das schlimmste. Das nervt mich am meisten daran, wenn man tatsächlich spricht und sich die Gespräche nicht nur im Kopf ausmalt. Wiederholungen, Offensichtlichkeiten und das Gähnen meines inneren Publikums, der Wunsch, einen Skip-Knopf zu haben, ein bisschen vorzuspulen bei all diesen entsetzlich langsamen Menschen. Das, und dass man sich verspricht oder nuschelt oder das Gegenüber nicht zuhört und man sich deswegen wiederholen muss, bis man sich anschreit. Mone hat zuletzt nicht mehr besonders gut gehört – mich jedenfalls hat sie oft nicht verstanden.

»Du hast völlig recht, Mati. Du bist unser Hanno!«

Das jüngste Kind ist immer der Hanno, so viel habe ich nach einer kurzen JStore-Suche schon rausgefunden. Das hoffnungsvolle jüngste Kind: die letzte Chance auf einen Neuanfang, auf ein vielleicht doch noch gutes Ende – da ist es schon wieder, das Ende. Man kann wenig dafür, später geboren zu sein als andere.

In meinen Vorstellungsessay für den Englischkurs schreibe ich *hi, I am an in vitro child*. Geboren in einer Petrischale, was nicht so ganz stimmt, aber sehr gut klingt und dafür sorgt, dass ein paar Wörter mehr aus der Vokabelliste untergebracht sind. Und es macht keinen Unterschied, wie ich genau gezeugt wurde, finde ich jedenfalls. Der Kern bleibt: Mein Vater ist eine Lücke. Ich bin das lose Ende unserer Gruppe – Familie scheint mir ein großes Wort. Ich bin aufgewachsen in einem Wald aus Frauenbeinen und hatte immer das Gefühl, dass etwas in mir sich nach oben reckte und ich doch niemals so groß sein würde wie die andern. Mittlerweile habe ich Mira um einen halben Kopf überholt, größer als Mone war ich schon mit vierzehn gewesen. Ich bin nicht die Kleine, trotzdem werde ich selten gefragt, nach Meinungen oder der Uhrzeit oder dem Wetter.

»Was wollen wir essen heute Abend? Vietnamesisch oder Thai? Die Kantstraße ist stadtbekannt für asiatische Küche.«

Mercedes hat offensichtlich einen *Lonely Planet* verschluckt, trägt ihre Vorschläge allerdings ohne die notwendige Euphorie vor, ein bisschen weniger menschlich, als Alexa oder Siri es täten. Vietnamesisch oder Thailändisch.

Wenn man in unserer Heimatstadt essen geht, dann meint man: zum östlichen Ortsausgang, zur Bushaltestelle, zum Bistro zwischen Kiosk und Omis altem Haus. Ab der neunten Klasse darf man den Schulhof verlassen, weswegen ich das letzte Jahr lang jede Hofpause in einer Schlange vor genau diesem Laden verbracht habe, mit Rese und Ramin, die nicht vegan leben – vielleicht noch etwas, das sie gegen mich zusammengeschweißt hat. Genauso wie Mira und Mercedes, die sich plötzlich zusammentun, wenn es drum geht, mich zu gängeln.

»… Mati? Erde an Mati? Hallo!«

»Thai oder Viet, was wird sie wohl sagen?«

»Die Menge ist zum Zerreißen gespannt.«

»Es wird eine der zwei Antworten: *keine Ahnung* oder *weiß ich nich*?!«

»Oh, the suspense!«

Keine Ahnung. Weiß ich nicht. Keine Ahnung; weiß ich nicht. Keine Ahnung, weiß ich nicht. KEINEAHNUNGWEISSICHNICHT.

Ich wähle das Schweigen. Schmunzle, tue verlegen und denke an Inges Bericht. Ich kenne Inge nicht, aber ich habe ihr Zitat auf einer kirchlichen Seite für Suizidangehörige gesehen, die mir eine Leuchte aus meiner alten Klasse wenig sensibel weitergeleitet hatte, versehen mit dem Sturzbäche weinenden Emoji; *Gott sei Dank, dass meine Mutter diesen Schritt gewählt hat,* schrieb Inge, *denn das Leben in unserer Familie war in den letzten Jahren nur eine Qual. Kaum war sie aus der Psychiatrie entlassen, war sie auch schon wieder drin und drehte sich im Teufelskreis ihrer Krankheit. Das zerstörte auch mein Lebensgefühl und das meiner jüngeren Geschwister. Ich weiß, es klingt schockierend, aber es war eine große Befreiung.*

Keine Ahnung. Weiß ich nicht. Zu einem Suizid gehören drei Phasen: 1. Erwägung, 2. Abwägung, 3. Entschluss. Ich könnte, ich kann, ich werde. Entscheidungen sind auch Scheidungen. Man sagt ›ja‹ zum einen und ›nein‹ zum andern. Trennt das Eigelb vom Eiklar. Schlägt eine Richtung ein. Die arme Richtung! Keine Ahnung. Weiß ich nicht. Wir können sie immer und immer wieder nach dem Grund fragen, aber sie wird uns niemals antworten. Weil sie durch eine Tür gegangen ist und keine andre aufging, sondern hinter ihr alles zugefallen ist, ins Schloss gefallen, zu dem es kein Haus mehr gibt. Sie ist nicht mehr da. Ihr Dasein ist nicht mehr, das ist dann wohl wirklich mal ein Ende.

Weil all das nur in meinem Kopf klingt und ich geschwiegen habe, beharrlich, ohne eine der Aufgaben anzunehmen, die mir sicher hingeworfen wurden in den letzten Minuten, sprechen Mercedes und Mira jetzt untereinander, über eine Serie, die sie beide geschaut und direkt wieder vergessen haben. Wie heißt noch mal diese Schauspielerin, wie geht noch mal dieser Test, sind da zwei Frauen im Film, und reden sie über was anderes als über einen Mann? Als ob ich mich je über Typen unterhalten würde, haha. Mein Körper ist glitschig nass. Ich möchte nur hier raus und mich in Flanell kuscheln und schlafen. Ich denke an ein Narkoleptikum, schaue lieb und sage, dass ich müde bin, und die beiden hören das erleichtert, weil diese Bedürfnisse erster Ordnung leicht zu befriedigen sind, weil das etwas ist, wobei sie Abhilfe schaffen können: Hunger, Harndrang, Kälte und am allerliebsten Müdigkeit. Weil wer träumt, nicht trauert.

Wir stehen auf und wanken nach draußen, meine Haut brennt, obwohl sie von Schweiß überzogen ist. Miras Abschiedskuss gräbt sich wie ein Brandzeichen in meine Wange. Weil Mercedes geiziger ist als Mira, müssen wir mit der U-Bahn zurückfahren, und ich brauche doppelt so lange wie sonst für die Treppenstufen. Ich drücke auf meinem Telefon herum, damit Mercedes nicht denkt, mich beschäftigen zu müssen. Sie selbst macht so etwas irgendwie nie, sie sitzt offenbar gern einfach da und starrt. Obwohl sie bei Familienfesten in den letzten Jahren nicht auskam, ohne alle fünf Minuten ihre E-Mails zu checken. Ich folge unauffällig ihrem Blick, sie schaut ein Mädchen an, das uns tuschelnd gegenübersitzt, behangen mit Goldschmuck, ihre Beine baumeln über den Schoß ihres Boyfriends, sie hat Shakira-Haare und lacht laut. Als wir aussteigen müssen, stößt Mercedes mich mit dem Ellbogen in die Rippen wie ein Hockeyspieler. Ich hatte noch nie das Gefühl, dass sie mich besonders leiden kann. Und weil ich nicht mit ihr aufgewachsen bin, hat mich das auch noch nie gestört. Sie war eine seltsam entfernte Verwandte, die gelegentlich vorbeikam und dabei trotzdem nicht da war. Auch in den Wochen, als sie plötzlich bei mir wohnte, veränderte sich das nicht. Ich machte zu, Türen und Fenster und Mund und Nase und Augen. Ich wusste, dass mir das niemand würde nachtragen können, Mercedes schien sogar ganz froh zu sein. Ich sitze in einer Rüstung, weil ich nicht anders will und auch weil ich nichts anderes zulassen kann. Weil ich, wenn ich rauslassen würde, was in mir steckt, allen Angst machen würde, und Angst können wir gerade am wenigsten gebrauchen, deswegen lasse ich das Monster drin und verzieh mich, wann immer möglich, an meinen Rechner und in die Fadenwelt.

Wir liefen uns hauptsächlich im Flur und der Küche über den Weg, ich aß brav ihre sehr gesunden Gerichte und hörte sie durch die Wände reden, mit rauchiger Stimme, ganz ok eigentlich, ganz angenehm zum Hören, manchmal schlief ich zu dieser Stimme ein, dämmerte weg, den Daumen noch in der Sudoku-App. Jetzt, wenn sie eine Maske trägt, kann man sich zumindest einbilden, sie würde lächeln, auch wenn sie vielleicht nur blinzelt oder gähnt.

In der Einsamkeit gibt es diese Augenblicke, es ist oft die gleiche Uhrzeit, meist ist es sogar die gleiche Stunde am Tag. Bei mir ist es die erste dunkle – also die nach der blauen Stunde. Wenn es tintenschwarz draußen ist und ich die Stille nicht nur hören, sondern auch sehen kann. Solang in die Augen noch Licht fällt, ist es nicht ruhig, da ist etwas los, da ist ein Fenster in eine andere Welt, und deshalb bleibt mein Bildschirm immer an, und ich fühle mich weniger allein. Weil da noch etwas flimmert und flackert, mit dem man sich ablenken kann.

Wenn ich das Gesicht tief in Muriels Fell vergrabe, dann riecht es dort noch immer nach zu Hause. Sie lässt das sonst bei niemandem zu. Mich lässt sie an sich heran, und ich bilde mir eine Menge drauf ein. Selbst unter der Decke macht sie keine Anstalten, ihren Platz zu beanspruchen, sie ist alt und bucklig, aber sie lässt ihre Krallen drinnen und patscht mir nur mit weicher Pfote ins Gesicht. Auf dem Bildschirm unter der Decke schauen wir das Video an, die nachdenkliche junge Frau mit den raspelkurzen Haaren und der Kunstharzbrille: *Ich bin eine Tochter, und ich hatte ein ganz problematisches Verhältnis zu meiner Mutter …*

Ich kommentiere drunter *Das ist Schmutz. Wenn ich noch einmal das Wort poetry slam lesen muss, flipp ich aus.* Dann öffne ich, vom Internet der Hochkultur genervt, einen Editor und mache meine Hausaufgaben,

```
<doctype!HTML>
<language: german>
<head>
```

<p>
<title> mann mann mann </title>
</p>
</head>
<body>
<p> Was ist das. – Was – ist das … </p>
<p> <language: unknown> Je, den Düwel ook, <language: french> c’est la question, ma très chère demoiselle!
</body>

Ich starre ein paar Momente auf das lieblose HTML-Gerüst, dann krieche ich aus meiner Höhle unter der Decke und setze mich ins Fenster.

Der Sommer riecht alt, nach verdorbenen Früchten und Verblühtem, nachts ist die Fäulnisnote in der abgekühlten Luft noch deutlicher. Vielleicht enden manche Dinge doch. Muriel reckt die Nase neugierig aus dem Fenster. Ich hebe sie unter den Achseln an und halte das flauschige Bündel über den Abgrund, die staubige Schlucht, unter ihr nichts als Tiefe, Bauschutt und eine alte Schubkarre. Die Katze wehrt sich nicht, hängt schicksalsergeben da und zirkelt ihren Schwanz. Je älter sie wird, umso runder wird ihr eulenhaftes Britisch-Kurzhaar-Gesicht, doch unter dem dichten Fell ist sie erstaunlich mager. Sie schaut mich mit Lampenaugen über ihre flauschige Schulter hinweg an. Kurz glaube ich, dass sie springt, und drücke sie schnell wieder an mich und brumme ihr zu, das könne sie vergessen, so leicht kommst du mir nicht davon, Madame. Triumphierend rollt sie sich in meinem Schoß zusammen, und auf dem Telefon schauen wir noch ein paar Videos an. Dann lese ich meinen letzten Post in der Fadenwelt noch einmal durch, überlege, etwas zu ergänzen, aber halte mich zurück, will erst mal warten, was die anderen schreiben, morgen, bevor sie zur Arbeit fahren vielleicht oder in ihren Mittagspausen, wenn sie schnell mitlesen, um nichts zu verpassen, was auf unserem Schiff passiert.

In den Innenhof fällt noch Licht aus der Küche, was bedeutet, dass Mercedes arbeitet, obwohl sie sofort gute Nacht gesagt hat, als wir die Wohnung betreten haben.

Bevor ich das bei ihr gesehen habe, wusste ich gar nicht, dass es noch Leute mit einer Arcor-Mailadresse gibt. Statistisch gesehen ist eins von zehn Passwörtern bei Usern mit einem Alter von über 45 *Passwort*. Immerhin: Mercedes benutzt ein ß, hat das a gegen eine 4 ausgetauscht und das o gegen eine 0. Allerdings hat sie es schon seit Jahren nicht mehr geändert.

## SEPTEMBER

Dass Till nach all den Jahren immer noch am Kottbusser Tor wohnt, zwischen Hipster-Tourismus und Gemüsehandel, finde ich komisch und sehr passend. Das leistet sich nur, wer in dieser Gegend nicht als Berliner Kind mal seine Turnschuhe abgezockt bekommen hat und auf Socken heimgehen musste, so wie unsere Kommilitonin Manja, die bis heute die Nase rümpft, wenn er uns zu sich einlädt. Einlud.

Till fühlt sich angekommen, obwohl oder weil seine Nikes weiß schimmern und das Inlay des Jacketts mit neobarockem Brokat ausgekleidet ist. Es war schlau, schon vor anderthalb Jahrzehnten in die große, unsanierte Wohnung zu ziehen und nach und nach die Mitbewohnerinnen rauszuekeln, sobald er sich Zimmer für Zimmer alleine leisten konnte. Heute hat er die vier Räume für sich, und ich kenne niemanden aus unserem Jahrgang, der nicht mindestens kurz einmal hier gewohnt hat. Till ist ein schwieriger Typ, aber er hat seine herzlichen Momente, und wenn man ihn dort abpasst und ihm genau zuhört, mit dem Ohr auf den Zwischentönen, ist er ein goldwerter Mensch. Auch, wenn er albern ist und wenn er manchmal ekelige Fragen stellt.

WIE HABEN FRAUEN DENN NUN SEX?

Das steht in seinem Gesicht geschrieben, seit wir uns im Grundkurs kennengelernt haben. Es hat ihn von jeher fasziniert, auf diese Art, wie Männer eben fasziniert, dass Sexualität etwas sein soll, das auch in Abwesenheit eines Penis passieren kann. Er macht schon sehr lange nur beklommene Witze darüber, ironische Sprüche, aber bei jedem davon sprüht die Neugier aus seinen Augen und ein bisschen Hoffnung, dass ich mich eines Tages vielleicht doch noch herablasse, ihm die Pforten zu öffnen in eine Welt, die er sich sehr glamourös, sehr mysteriös und sehr exotisch vorstellt. Er weiß, dass er das nicht wissen wollen und vor allem nicht fragen wollen sollte. Wie oder mit wem er Sex selbst hat, weiß ich, ehrlich gesagt, gar nicht. Ich habe ihn lange mit niemandem mehr gesehen. Aber womöglich nur, weil er ganz gut im Trennen ist. Das war früher schon so, nicht nur beim Müll – denn wir haben auch mal ein paar Monate zusammengelebt. Leni und ich waren bei ihm untergekommen. Er stand unheimlich auf Leni. Aber wie auch nicht. Ich war vielleicht nie wieder in meinem Leben so ungläubig darüber, dass eine Frau meine Partnerin sein wollte, wie bei ihr. Zahllos die Momente, in denen ich in der Betrachtung dieser Person versank und diese Person plötzlich zurückschaute und mich fixierte und ich bemerkte, dass ich gar nicht nur Zuschauerin war, sondern Akteurin, auch wenn ich darin nicht besonders begabt war und bis dato die meiste Zeit am Rand meines eigenen Lebens gestanden hatte, mit verschränkten Armen und dem Blick auf der Uhr.

Till dagegen war bei uns, anders als sonst in seinem

Leben, lediglich Zuschauer und Obdachgeber. Das mag ein weiterer Grund gewesen sein, warum Leni ein großer Schwarm von ihm war. Deswegen und weil sie aus Stuttgart war und sehr gut Müll trennen konnte.

Und jetzt sind sein Sozial- und sein Sexualleben eben auch ganz sauber abgetrennt. Und weil mir das einleuchtet, muss ich ihn auch gar nicht fragen, ob das stimmt. Das ist das Beste an langen Freundschaften, dass so viele Frage nicht gestellt werden müssen.

Wir sitzen in seiner Küche, wie die letzten zwanzig Jahre, nur Stück für Stück wie durch Zellerneuerung hat sich hin und wieder etwas verschoben, sind Vitrastühle und aufpolierte Edelstahlteile dazu gekommen, und er pflückt das Studentenfutter auseinander, das er Studierendenfutter nennt, und ich werfe ihm eine Paranuss an den Kopf. Wir trinken Boxbeutelwein, Tills Eltern stammen aus der Pfalz, seinem glasklaren Deutsch und dem schlechten Französisch hört man das aber nicht an. Seine Bartstoppeln glänzen, seine Grübchen sind zentimetertief, die zwei Stirnfalten sind neu und noch recht zart. Vor dem Fenster lärmt der *Kotti,* wie er ihn nennt und ich ihn nie genannt habe, unschön diesig ist es heute, hin und wieder taucht eine Krähe in den Nebel, das Jahr wirkt sehr alt, dafür, dass der Herbst eigentlich noch ganz frisch ist.

Bis vor einer Stunde war ich noch allein gewesen mit meinem Geheimnis, länger konnte ich die Fassade nicht aufrechterhalten. Vielleicht liegt das an unserer langen Freundschaft. Er fragte, wie alles sei und woran ich so arbeite, weil er weiß, dass ich am allerliebsten über die

Arbeit spreche. Und ich saugte die Reste der ersten zerkauten Cashewnuss aus meinen Backenzähnen, und dann hatte ich ihm plötzlich schon alles erzählt, und dieses Alles ließ sich am Ende erstaunlich stimmig in einen einzigen Hauptsatz fassen. Schwer zu glauben eigentlich, dass dieser Hauptsatz eine Gewitterwolke über meinem Kopf war, mein Migräneschatten.

Als ich im Sommer meine Stelle verlor, trug ich keine Hose. Wie ein schlechtes Omen war es mir nach Jahren im gleichen Betrieb das erste Mal passiert, dass ich zu spät zu einem Gespräch gewesen war; und das, obwohl der Weg vom Bett zum Schreibtisch in Mones Wohnung nicht einmal zehn Meter maß. Halb angezogen saß ich deshalb da, in Baumwollunterwäsche und einer salbeifarbenen Bluse, vor dem Rechner und schaute in das Gesicht meines Chefs, der in ebenjener Sekunde aufhörte, mein Chef zu sein. Ich spürte, wie diese Verknüpfung im Kopf getrennt wurde, schnipp schnapp, und es plötzlich nur noch das betroffene, abgelenkte, schiefe Lächeln irgendeines Christians war.

»Hast du schon mal jemanden über Video gefeuert?«

»Nein, ist eine Premiere, ha«, er lachte, sah mich sanft an, das ist alles nicht so schlimm, sollte das heißen, seine weiche Stimme, sachtes Nicken nach jedem Satz, »im Grunde, Mercedes, bist du doch total überqualifiziert.«

Ich hätte diesen Schnitt gern kommen gesehen. Ich konnte noch nie mit harten Brüchen, extremen Umschwüngen. Selbst der Mauerfall hatte sich angekündigt, für diejenigen, die ihn hatten sehen wollen. Das Bröckeln der Steine, das Wanken der Republik, es rumorte, es war klar, dass etwas passieren musste. In meiner Oberschule ging das damals um, als Prophezeiung: Lange hält der Laden hier nicht mehr. Das war keine Revolution, das war eine Ablöse mit Übergang, so wie alles meistens im Übergang ist. Ich glaube an Wachstum und Schimmel, ich glaube an Transformation und Verfall. Blitzeinschläge sind selten, aber die Witterung ist stark, steter Tropfen, steifer Wind, sukzessive Erosion. Im Digitalen sind die Spuren weniger sichtbar, das ist die Illusion der Binarität, dass es nur klare Kanten geben würde.

Die Agentur lief eigentlich gut, so von außen betrachtet. Aber vielleicht lag das auch am undeutlichen Flimmern, durch das ich den Laden jetzt ein paar Wochen beobachtet hatte. Das letzte Gespräch mit Christian war so klischeehaft, dass es sich anfühlte, als würde ich einen komischen Studentenfilm sehen. Eine Lebenssimulation, Bilder einer Ausstellung. Küchlein in ihren Eierschalen. Das hatte ich als Kind nie verstanden, warum das Küchlein hieß, was das Gebäck in den Eierschalen sollte. Eierschalen und Gebäck waren zu trennen, das Ei war nur sanft an der Rührschüsselkante aufzuschlagen, etwaige Splitter waren mit dem hölzernen Kochlöffelende aus dem Dotter zu fischen. Das kalkige Knirschen der Eierschalen zwischen den Zähnen: Ich teile meine Freundschaften ein nach Menschen, denen das passiert, Schalen im Omelett und Kirschkerne im Kuchen, und solchen, auf die ich mich verlassen kann. Christian hatte ein paarmal Kirschkuchen mit in die Agentur gebracht, und da war nie irgendwo ein Stein gewesen, weit und breit.

Ich saß auf Mones knarzendem Baststuhl, während der lächelnde Christian mir vorbetete, dass ich natürlich eine satte Abfindung bekäme und mir keine Sorgen machen müsste, damit würde ich unbeschadet durch die nächste ungewisse Zeit kommen. Ich könnte abspannen, mal die Füße hochlegen, vielleicht eine schöne Reise – dann unterbrach er sich rechtzeitig, weil ihm einfiel, dass hier gerade keiner schöne Reisen machen konnte, und dann redete er davon, dass sein Freund ihm auf die Nerven ginge seit Beginn der Pandemie, weil er sich nicht von der alten Einrichtung trennen wollte und Christian dringend einen frischen Anstrich ersehnte. Und diese Probleme hätte ich ja nicht, und ich sagte: »Ha, ja, da habe ich Glück.«

Natürlich verlor ich nicht die Fassung, weil ich niemals die Fassung verliere. Ich atmete tief durch, ich saß gerade, die Füße sehr fest auf dem Boden, nickte kühl und bedankte mich für die Chance. Bedankte. Mich. Für die Chance. Wie infam das war, diese ganze Situation, ging mir erst in den Stunden danach auf, als ich längst allein in diesem virtuellen Meeting-Raum hing. Ich traute mich nicht, ihn zu verlassen, ich wusste: Wenn ich dieses Fenster schloss, dann war es vorbei, dies war mein letzter Zugangsschlüssel gewesen, und weil ich nie gern Kundenkontakt gehabt hatte, sondern im Stillen aus der Firma heraus gestaltete, musste ich mich von niemandem verabschieden, der nicht ohnehin schon wusste, was Sache war. War das mein Fehler gewesen, fragte ich mich in dem Moment, dass ich zu schlecht mit Menschen konnte? Politik war nicht meine Sache, aufwendig hatte ich über die letzten Jahre durchgeprügelt, dass ich regelmäßig Gehaltserhöhungen bekommen hatte, ohne auf dem Papier in der Firma aufzusteigen. Ich hatte kein Interesse daran, andere Leute zu führen. Ich war froh gewesen, wenn ich mit den Rechnern allein war. Mit Objekten, mit Flächen und Farben und Formen. Meine Arbeit hatte stets für sich gesprochen. Was ich daran nicht mitgedacht hatte, war, wie einfach diese Blase zu zerplatzen war. Stellten sie nun jemanden Günstigeres für mich ein? Würde das ein Nachspiel haben, würden Kundinnen sich beschweren, die seit Jahren nur meine Arbeiten bestellten? Vielleicht. Vielleicht würden sie sich noch ärgern, noch angekrochen kommen, noch betteln, mich anflehen, zurückzukommen. In diesem Moment fühlte es sich kein bisschen danach an. Es war, als hätte einfach jemand das Licht ausgeknipst. Ich starrte in das schwarze Loch des Programms und sah nur matt mein Spiegelbild darin.

Ich blieb sitzen bis 11:45 – das war meine übliche Mittagspausenzeit. Dabei war Matea in der Schule, und sie hätte es nicht einmal bemerkt, wäre ich früher aufgestanden, in der Wohnung herumgelaufen oder im Ort, hätte ich mich betrunken, hätte ich mich ins Auto gesetzt, um die Grenzen des Landkreises abzufahren. Doch ich blieb, wo ich war, ganz allein mit mir selbst, und traute mich trotzdem nicht aus mir heraus.

Zur Mittagspause dann brach sich der Ausnahmezustand Bahn. Der vorbereitete Salat, Rehschwänze und Feigen und Ziegenkäse, perfekt durchgezogen, um genau jetzt auf den Tisch zu kommen, schien mir heuchlerisch. Mir war nicht schlecht, ich hatte ein Loch im Magen und sah mir selbst dabei zu, wie ich das Eisfach durchwühlte. Schließlich spritzte ich in der alten Eisenpfanne so lange mit heißem Fett um mich her, bis auf dem Teller vor mir ein Berg Kartoffelpuffer lag (auf der Packung hatte Mone mit einem Kugelschreiber die regionale Bezeichnung *Titscher* ergänzt). Ich fraß die Titscher mit einem halben Stück Butter, das ich über ihnen zerfließen ließ, die tierischen Fette kleisterten mich von innen aus, wie ich kauend über dem Küchentresen hing, in schlechter Haltung mit schlechtem Speiseplan. Unter der Spüle fand ich ein paar sehr alte Flaschen klebriges Radler, von denen ich mir zwei viel zu schnell und warm in den Rachen kippte, und ich verschluckte mich fast vor Schreck, als die Tür zur Seite gestreift wurde und die Katze in die Küche kam, die graue Nase in die Luft reckend. Sie mochte nichts lieber als Butter und Vanilleeis. Angewidert hatte ich mehrfach bei Mone und auch Mira beobachtet, wie sie es von Fingern leckte und immer fetter wurde. Demonstrativ steckte ich mir alle Finger in den Mund und zutschte genüsslich daran. Muriel sprang auf den Stuhl gegenüber, setzte sich auf ihr weiches Hinterteil und leckte sich die Nase. Ihr kleiner Kopf reichte gerade über die Tischplatte, und ihre Haltung war besser als meine. Seit Mone mich mit ihrem Abtritt gezwungen hat, ihre Obhut zu übernehmen, träume ich regelmäßig davon, Muriel aufzuschneiden, vom Katzenkinn bis runter an die Hinterbeine, ein gerader Schnitt, um sie mal gründlich durchwühlen, durchsuchen zu können, meine

Finger zwischen die Eingeweide schieben, nach versteckten Diamanten suchen, nach Zahngold oder DDR-Mark.

In der Küche war es still, weil die Abzugshaube von allein aus ging und um diese Zeit kein Auto zu hören war. Nicht einmal der Kühlschrank summte. Die Butter hatte mich mittlerweile durchdrungen und schien aus jeder meiner Poren zu quellen, ich war eine glänzende Sardine und rutschte für einen Moment auf den Küchenboden hinab. In die Ecke, neben die Töpfe, wo ich ganz klein war und der Raum über mir groß. Muriel schielte mich unter der Tischplatte hindurch an und blinzelte in Zeitlupe.

Alle fünfzig Minuten stirbt ein Mensch an Selbsttötung. Das mag im Vergleich wenig sein – aber es sind trotzdem mehrere tausend Menschen, die diesen Schritt jetzt gerade gehen. Der Schritt auf die Gleise, der Schritt mit dem Seil um den Hals vom Stuhl, der Schnitt durch die Ader, der Schluck aus der Flasche: Suizide sind diese Art von Geschichten, von denen immer mehr auftauchen, je mehr man von sich preisgibt, von der eigenen Erzählung. Etwas wird ausgesprochen, und es wachsen drei Sätze nach oder drei Tote. Und pro Tote drei Trauernde. Und pro Trauernde gibt es drei Lebensgeschichten, die weitergehen. Mindestens. Das ist die Krux, dass es auch darum geht, wie die überleben, die Überlebenden. Ein Kind wird, ob es das will oder nicht, zum Überlebenden gemacht, zum Hinterbliebenen. Jeder kann vermisst werden.

Vielleicht aber möchte meine Mutter das gar nicht. Das wollte sie nie. Dass wir sie vermissen, dass sie irgendwem fehlt. Ergibt auch wenig Sinn, wenn die Tür einmal zugefallen ist. Der Tod ist nicht das Schlimmste, er ist nur das Irreversibelste, was ich mir vorstellen kann. Mone war nicht ihres Lebens müde, sie war mit ihrem Leben fertig. Vielleicht wird das Leben nicht für alle kürzer? Verrinnt die Zeit manchen Menschen nicht zunehmend schneller zwischen den Fingern, graben sich nicht bei allen die Falten gleich schnell in die Haut, rast eventuell nicht in jedem die biologische Uhr, der Antrieb, irgendwie durchzukommen, noch schneller, noch weiter, nur ein Stück noch und dann noch ein Stück? Offenbar nicht.

Zugführer beschreiben das so: Am schlimmsten sind die Geräusche. Das Krachen der Knochen. Mone hat uns kein Geräusch hinterlassen. Der Raum war schon still und sie schon fort, als ich eintrat.

Zum Schluss war das, was man hätte hören können, wahrscheinlich ihr Herzschlag gewesen, rasend wie der eines Kolibris. Der vielleicht in ihren Ohren klingelte oder rasselte in der Lunge. Bevor das Herz ganz aufhört zu schlagen, legt es noch einmal richtig los. Wenn ich versuche, es mir vorzustellen: Da ist eine Klippe, da geht es steil hinab, aber es gibt keine Brücke, und da wird nie eine Brücke sein, und da sind auch keine Bäume, aus deren Holz eine Brücke zu bauen wäre. Da ist nur die reißende Tiefe, und rückwärtsgehen ist auch nicht mehr möglich, denn wir sind hier immer noch in einem Raum-Zeit-Kontinuum, und ausbrechen wird ohne

Quantenmaschine schwer, und Mone war eine Niete in Physik. Jedenfalls, an diesem Abgrund zu stehen und zu springen ist dann kein Affekt, kein Instinkt, keine Intuition. Nach sehr genauer Überlegung, nach Abwägung, nachdem die Bilanz gezogen wurde, ist es die einzige Entscheidung, die überhaupt möglich ist. Die Alternative ist, ewig am Abgrund zu stehen. Der Sprung lockt mit Freiheit und dem Gefühl, gehandelt zu haben. Es ist kein Aufgeben, kein Abgeben, es ist eine getroffene Entscheidung.

Als Matea am Tag meiner Kündigung nach Hause kam, stand ich bereits wieder in der Küche und bereitete das Essen vor – überhaupt hangelte ich mich jetzt von Mahlzeit zu Mahlzeit. Ich sah jeden Tag gegen neun Uhr in meine Mails, bestellte Newsletter ab, bestellte wieder neue, die ich am nächsten Tag abbestellen konnte. Ich las alle Zeitungen und Zeitschriften, sogar den *Economist*, obwohl keiner mich dabei sehen konnte. Manchmal machte ich mir dabei Notizen. Ich prüfte meine Kontostände, relativ schnell tauchte dort ein amtlicher Abfindungsbetrag von der Agentur auf, und die Tatsache, dass ich keine Existenzängste haben musste, beunruhigte mich fast noch mehr. Ich tauschte Nachrichten mit Recruitern, aber gerade war Einstellungsstopp, »und überhaupt, wollen Sie sich nicht erst mal eine Auszeit gönnen, Mercedes?«.

Also las ich Bücher über Meditation, Selbstliebe, Achtsamkeit, mailte mit zwei psychologischen Beratungen, aber nichts davon befriedigte mich, nichts versprach Ruhe oder gar eine Brücke.

Zeit kann sich unendlich ausdehnen, wenn man von einem Moment auf den anderen die Arme voll davon hat. Schließlich durfte ich nicht zu viel erledigen: Wenn ich zu eifrig Mones Nachlass sortierte, würde Matea sich wundern, wann ich das alles schaffte. Kurz bevor der Schulbus an der Ecke hielt, darauf achtete ich genau, verstreute ich hier und da Bücher und Zeitschriften in der Wohnung, stellte neben die erste Tasse mit Kaffeeresten noch eine zweite. Toupierte mir einen Teil meiner Haare, um zerknautscht und gestresst auszusehen. Außerdem wurde ich ihr gegenüber möglichst barsch; das fiel mir nicht besonders schwer.

An der Art, wie ich ihr begegnete, musste ich nicht viel ändern. Ich wollte niemals Kinder. Meinen Lebtag wollten mir die Menschen weismachen, es würde sich irgendwann ändern. Als ich zehn war, lachten die Leute darüber, fanden das niedlich, unterstellten mir Eifersucht. Als ich zwanzig war, verdrehten sie die Augen, »ja ja, sicher, Kind, du musst erst mal erwachsen werden«, noch mit dreißig sagten sie »Wart mal ab!« oder »Du hast nur noch nicht den Richtigen gefunden«.

Dabei war ich zu dem Zeitpunkt out. »Ah gut, ja, du als Lesbe, du bist eh raus.« Raus. Was das hieß, wollte mir niemand erklären. Und ich wollte es auch nicht wissen.

Matea habe ich nur so ausschnitthaft erlebt, dass sie mir oft noch wie ein Kleinkind vorkommt. Auf jeden Fall überrascht es mich zuweilen, wenn sie ganze Sätze von sich gibt. Gelegentlich schrieb ich Mira im Sommer dann ratlose Nachrichten, als hätte sie eine Bedienungsanleitung für unsere Schwester. Was isst sie gern, was schaut sie? Als ich fragte, wie viel Flüssigkeit sie durchschnittlich am Tag zu sich nehmen müsste, schickte Mira mir nur noch Bildchen zurück, deren Bedeutung ich nicht verstand, die aber grundsätzlich wohl vor allem bedeuteten: Komm mal runter. Also ließ ich mir fortan gegen neun Uhr morgens eine Wanne ein und tauchte unter, Luft anhalten, Augen zu und durch.

Till schürzt zwar die Lippen, lächelt aber dann doch und sagt: »Du kannst ja jetzt auch einfach mal zurück auf die weiblichen Grundwerte, falls du da je warst. Deine mütterlichen Qualitäten entdecken. Dich kümmern.«

»Gleich zwei Beleidigungen in einem, nicht schlecht!«

»Eine pro Satzteil!«

»Mhm, sehr ausgewogen.«

»Ich bin Beleidigungsyogi.«

»Namasté.«

Dann bietet er mir einen Schnaps aus einem Tonkrug an, den ich ablehne. Dann bietet er mir eine Zigarre an, und ich nicke dabei langsam und atme tief aus, und das ist deutlich genug. Lehne mich zurück. Er bietet mir an, die beschuhten Füße auf seinen neuen Vitrastuhl zu legen, und ich sage:

»So schlecht geht es mir nun auch nicht. Das Teil ist doch ganz neu.«

Und er lacht.

»Immer noch die alte.«

Der Zigarrenrauch ist ein bisschen grünlich, es schmeckt nach Kräutern und Qualm, wir schicken Rauchsäulen gen Tischplatte. Ich frage mich, wie er lüftet, so dass die Wohnung nicht nach kaltem Rauch stinkt. Ich schlürfe sein gefiltertes Wasser aus einem sehr kleinen Glas. Draußen zieht die U1 vorbei, ein Rauschen, ein leises Pfeifen, ein Rattern, denke ich, bis ich merke, dass es vom Kühlschrank herrührt.

Dann schlägt Till sich plötzlich mit einer Hand auf den Oberschenkel, erhebt sich, macht zwei Schritte zur Küchenzeile und zieht sein Tablet aus der Kochbuchablage.

»Eigentlich ist das Timing perfekt, Mercedes. Ich such eh wen.«

Ich halte das erst für einen Witz, erwarte ein albernes Video, das mich trösten sollte.

»Hast du dich noch nie gefragt, womit ich mein Geld verdiene?«

»... Ehrlich gesagt: nein.«

Till war für mich ein Zahnrädchen in der Werbebranche, wie ich. Schlimmer, wahrscheinlich im Marketing einer Firma gelandet, wo er sich von »Präse zu Präse« hangelte, bis endlich Wochenende war.

»Du wirst staunen!«

»Oh Gott, du zeigst mir gleich irgendwas über passives Einkommen, ETFs oder sogar ein Start-up, in das du investierst. Wusste ich doch gleich: Diese Armbanduhr da, so was Hässliches kriegt man doch in keinem Laden!«

Wie auf Kommando meldet sich das kleine smarte

Fenster an seinem Handgelenk, ist aber mit einem nachlässigen Schlenker des Trägers wieder abgeschaltet.

Till rutscht mit der Zigarre zwischen den Zähnen auf seinem Stuhl zu mir herum, einmal um den halben Küchentisch.

»Wir machen«, und ich kann diesen Satz nur ohne Schreien ertragen, weil er wie üblich mit leichtem Schalk spricht, »Träume wahr.«

Irgendwann in der Abiturzeit hat er sich, das verriet mir einmal seine Mutter, als sie ihn in Berlin besuchte, diesen öffentlich-rechtlichen Fernsehkabarett-Unterton angewöhnt, so eine Dauerironie, ein bisschen genäselt.

»Mhm. Träume also.«

»Ich könnte eine Person wie dich gebrauchen!«

»Wo ist der Haken?«, frage ich sofort und denke, abgesehen davon, dass ich dir etwas schuldig wäre. Ich spüre die Tiefe meines Magens. Etwas Handschweiß, dabei schwitze ich seit der OP selten. Ich versuche, auf das Tablet zu spicken.

»Na ja, Mercedes.«

»Ja, Till?«

»Weiß nicht, ob du nicht zu ehrlich dafür bist.«

»Ehrlich.«

»Ja. Das ist der einzige Haken an meiner Arbeit. Du musst lügen.«

»Lügen.«

»On a regular basis.«

»Lügen sind dein Tagesgeschäft.«

»Kann man schon so sagen, ja.«

Tills Agentur heißt *Freifall*. Aber er verkauft kein Bungee-Jumping, keine Fallschirmsprünge. Auf seinen Visitenkarten und im Header der Webseite steht in Calibri light:

Im freien Fall fühlt man sich schwerelos.
Albert Einstein

*Suchen Sie den Beweis für Ihre Fakten?*
*Wir liefern ihn. Wir schaffen Ihnen den Freiraum,*
*den Sie benötigen und – wir behalten das für uns.*

Die Webseite sieht grausig aus, blau auf blau, weiße Schrift, ein bisschen wie Nivea. Ein bisschen Heimat, ein wenig Wohlfühlmoment, hier bei uns bist du zu Hause. Die Buzzwords sind unübersehbar: Freiheit, Freiräume, den Druck rausnehmen, Wünsche erfüllen.

»Du verkaufst … Alibis?«

»Nichts strafrechtlich Relevantes. Im engeren Sinn.«

Die Antwort kommt so schnell, wie sie vermutlich sorgfältig in einem Branding Workshop überlegt worden ist. Till lehnt sich in seinen kobaltblauen Eames Chair zurück und zählt, immerhin, die Zigarre hat er dafür abgelegt, an seinen langen Fingern die Fälle ab:

»Wenn die Person zum Beispiel ein zweites Leben hat. Eine zweite Liebe. Ein Hobby, das peinlich ist. Oder wenn sie anderweitig Aushilfe braucht …«

Ich höre ihm nur halb zu, wische und schiebe mich durch die verschiedenen in Bausteinform feilgebotenen

Pakete und Optionen. Wir haben die Vokabeln für die Werbebranche gemeinsam gelernt und sie auch zusammen aktualisiert über die letzten Jahrzehnte, aber das, was Till hier gemacht hat, ist selbst für mich nicht auf Anhieb zu durchschauen.

»Also, lass mich das kurz übersetzen. Du beschäftigst Telefonisten, die Hans-Dieter ein Alibi geben, wenn er in den Stadtrandpuff fährt und seine Frau und die Nachbarn nichts davon mitkriegen sollen, weil die Telefonisten dann erfundene Geschäftstermine bestätigen?!«

»… Das ist einer von vielen Use Cases, so ein Hans-Dieter, ja.«

»Das ist sehr unmoralisch.«

»Das Leben ist sehr unmoralisch!«

Till nimmt das Tablet und scrollt weiter nach unten.

*Fühlen Sie sich in Ihrer Beziehung eingeengt?*
*Rückt Ihnen Ihr Arbeitgeber in Ihrer Freizeit zu sehr auf die Pelle?*
*Wollen Sie Ihren Urlaub ungestört genießen?*

»Und jetzt sag mir doch mal, ob du nicht mindestens eine dieser Fragen verstehen kannst.«

Till lehnt sich zurück, hat die Zigarre schon sehr weit abgeraucht.

»Beliebt sind auch zum Beispiel unsere fingierten Wochenend-Seminare für die Familie, oder ein Urlaub im Nirgendwo ohne Mobilfunknetz für den Arbeitgeber. Gar nicht so selten buchen die Leute das gleichzeitig. So dass die Familie denkt, sie arbeiten, und auf der Arbeit sind sie in den Urlaub abgemeldet. Wir schreiben sogar Postkarten und machen Urlaubsfotos. Willst du mal welche sehn?«

Er lehnt sich wieder nach vorn und deutet mit gespreizten Fingern einen schmalen Korridor an.

»In diesem Zwischenraum im Alltag, in diesem *Freiraum*, den wir schaffen, in dem niemand etwas von einem erwartet, da können Sie endlich mal tun und lassen, was Sie wirklich wollen.«

Ich lehne mich ebenfalls vor, puste ihm Rauch ins Gesicht und wische mich auf dem Tablet weiter durch seine Seite.

Natürlich sind alle Texte durch und durch suchmaschinenoptimiert, Till war schon in der Uni kein optischer Typ, es ging ihm immer mehr um Inhalt und Aussage. Der häufigste Partikel auf der Webseite ist FREI. Freiraum, Freiheiten schaffen, freier Wille, freie Gestaltung, befreiend.

Tills Gründerfoto, er vor einem taubenblauen Hintergrund, sehr reduziert, aber seinem Hautton schmeichelnd, ist genau in der richtigen Größe und Auflösung platziert. Er schaut verschmitzt und charmant, nur die Stirnfalten sind retuschiert worden.

»Es gibt auch so Firlefanz, Lügendetektortests, deren Ausgang vorher feststeht. Aber auch klassische Strohmänner sind beliebt für Treuetests …«

»Das heißt, du hast das Nachmittagsfernsehen aus den Nullerjahren in die Realität geholt?«

»Heißt ja nicht umsonst Reality-TV oder.«

»…«

»Ich merk schon, du bist skeptisch. Ist verständlich. Ich bin das gewöhnt. Aber wir helfen einfach den Menschen. Wir coachen auch bei LRS zum Beispiel.«

»LRS?«

»Lese-Rechtschreib-Schwäche. Private Lektorinnen sozusagen, die über alles drübergehen, was so in die Welt zu versenden ist, bis zur WhatsApp-Nachricht. Ohne Schriftverkehr geht nichts mehr, und da helfen wir auch gern aus, damit die Leute einfach mal leben können, weißt du. Wir können auch in Sprachnachrichten umwandeln – es gibt Studien dazu, dass viele Menschen Sprachnachrichten *authentischer* finden. Und natürlich geht das auch umgekehrt, Sprachnachrichten unserer KundInnen zu Text zu verwur- arbeiten.«

»›Verwursten‹ wolltest du sagen!«

»Naja, die große Literatur ist es nicht.«

Till hat in unserer Studienzeit Gedichte geschrieben. Einige davon hatten durchaus helle Momente. Vieles war kitschig, aber ein paar seiner Titel habe ich nie vergessen. Ein schmales, handgebundenes Bändchen steht noch in meinem Regal, das hat eine Verflossene für ihn angefertigt, die er vor der Kunsthochschule aufgegabelt hatte.

»Wir suchen immer neue Leute natürlich. Vor allem Studierende machen das gern, dafür bist du natürlich *überqualifiziert.*«

Ich zucke zusammen. Dann löse ich meine Augen

vom Bildschirm, sehe sein wissendes Grinsen und werfe ihm noch eine Paranuss genau zwischen die Stirnfalten.

»Bald kannst du mit den Furchen Gegenstände fangen.«

Das findet er gar nicht witzig und greift mir ungeduldig ins Tablet, wischt zu den Jobangeboten, »guck, hier!«.

»Und das nennt ihr dann *Kommunikationsprofis* oder *Improvisationstalente?*«

Till zuckt mit den Schultern und nimmt die Zigarre wieder auf.

»Die schreiben das in den Lebenslauf, was wir alle reinschreiben. Agenturarbeit, Telekommunikation, Projektmanagement, Executive Operations, dies, das. Es ist nur wichtig, dass es jemanden gibt, der die Dinge ordnet.«

»Das wärst dann wohl du.«

Till ist mir als großer Lügner nie besonders aufgefallen. Wir jedenfalls hatten keinerlei Auseinandersetzung wegen Unwahrheiten, Flunkereien. Allerdings, denke ich dann, ist er vielleicht einfach noch nie aufgeflogen. Er lächelt mich an, weil er weiß, was mir durch den Kopf geht. Wenn ich ihn nicht so lange kennen würde, wäre er mir zunehmend unheimlich.

»Du verkaufst Lügen, Till.«

»... Das ist eben immer die Sache, darum rede ich nicht so gern darüber, weißt du. Es ist schwer. Ich stoße auf so viel Unverständnis.«

Er seufzt leise, aber ich kenne Till, und mir ist klar, dass er es sich in einer Grauzone sehr gemütlich gemacht hat, von der er weiß, dass sie nur mittelbar anfechtbar ist. Moralisch verwerflich vielleicht.

»Aber weißt du, es geht eben auch nicht nur um die Hans-Dieters, es geht auch um alleinerziehenden Mütter, die ihre Ruhe wollen, oder die Kinder psychisch kranker Eltern, die jemanden brauchen, der ihnen eine Entschuldigung ausstellt, keine Absolution, sondern eben einfach einen Deckmantel, der ihnen Schutz bietet.«

Jetzt grinst er erneut, weil er sieht, wie meine Augenbrauen immer höher wandern, während seine Beschreibungen ausschweifender werden, die Worte größer, die Bilder mystischer. Und natürlich personalisierter. Ich boxe ihn noch einmal richtig in die Seite, ziehe an meiner Zigarre und sage mit einer Welle Qualm in seine Richtung:

»Cut the slack.«

Und das tut er.

»Es ist ein Geschäft, Mercedes, nicht besser und nicht schlechter als jedes andere auch. Überleg es dir.«

»Was, ich?!«

Er blinzelt mich an, und mir wird jetzt klar, dass wir langsam von der Präsentation in ein Personalgespräch abgeglitten sind.

»Ich könnte dich ziemlich gut gebrauchen, wir bieten auch fingierte Webseiten, Apps, Oberflächen an. Du musst ja nicht selbst ins Narrative gehen. Aber die Dinge hübsch machen.«

Ich zucke noch einmal mit den Augenbrauen, und er korrigiert sich:

»Ich meine, die Dinge klug und funktional machen, das kannst du sowieso. Und deiner Kreativität sind keine Grenzen gesetzt.«

Ich ächze über die Floskel, lehne mich im Stuhl zurück, weil mir schwindlig ist, während Till noch einen Schluck von seinem Filterwasser nimmt. Auf einmal ist seine Stimme sehr nah, der Satz, allem Schwindel zum Trotz, legt sich mir um den Nacken wie ein Arm um die Schultern.

»Überleg es dir.«

Als ich in die U1 steige, sind meine Ohren noch heiß von allem, was Till mir gerade eröffnet hat. Die Türen schließen, die Hochhäuser am Kottbusser Tor ziehen an mir vorbei, und weil es schon dunkelt, kann ich in den Fenstern Lichter sehen, und viele kleine Theaterstücke fangen an, da kommt jemand nach Hause, Tür zu, Fenster auf, da öffnet sich in der Dämmerung ein Rollladen. Ich lasse den Blick über die Passagiere im Abteil schweifen, deren Gesichter ich nur zur Hälfte sehen kann, und habe das Gefühl, auch sonst nur Fragmente zu bekommen. Meine Finger sind kalt. Der Schweiß auf meinen Händen und der alte Qualm in meinem Mund ebenfalls, und auch die neuen Informationen über den guten, alten Till verziehen sich nur langsam. Sein Angebot, drüber nachzudenken und ihn wissen zu lassen, was ich will. Aber je weiter ich mich von Kreuzberg entferne, umso klarer wird mir, was ich sicher nicht will.

Ich erinnere mich nicht mehr, was der letzte Satz war, den ich meiner Mutter gesagt habe. Oder sie mir. Meine Erinnerungen an unsere letzten Treffen sind eigenartig mechanisch. Dabei hatte die jahrelange Entfremdung zwischen uns Entspannung gebracht, die Fronten schienen weniger verhärtet, gerade ihrerseits war mir manchmal, als spürte ich so ein Sehnen, nur im Anklang, als läge es ihr unter der Zunge, mich nach mir zu fragen, nach meinem Leben. Aber diese Momente waren kurz und rar, denn wir telefonierten nur, wenn wir mussten: zu den Geburts- und Feiertagen. Ein Protokoll, an das nur sie und ich uns noch hielten, mit Mira war an diesen Daten nicht zu rechnen, und Matea unterschrieb höchstens aus Mitleid und im Vorbeigehen eine Grußkarte, meistens mit Bleistift oder einem Textmarker, und obwohl ich es über die Jahre immer mal wieder angemerkt hatte, korrigierte Mone das nie, fand es vermutlich verrückt und bunt und wunderbar, einen Spiegel der Emotionen, und das war immerhin etwas, denn Gefühle tauschten wir keine mehr aus.

»Kinder trauriger Eltern haben schöne Namen.« Das sagte Leni, als sie das erste Mal einem Telefonat mit Mone beiwohnte. Ich weiß gar nicht mehr, was wir besprochen hatten, aber ich hatte wohl einen großen Teil der Konversation übernommen, einen für mich überproportional großen.

»Ich hasse meine Mutter«, sagte ich zu Leni damals schnell, weil ich so einen Satz entschieden und heftig fand und gern entschieden und heftig sein wollte. Und

Leni zog sich einen meiner Pullover über, und noch im Kragen, beim Überdenkopfziehen, seufzte sie,

»*Ich hasse dich* ist immer einfacher zu sagen als *ich liebe dich, aber …*«

Als ich die Tür aufschließe und einen pflichtbewussten Blick ins Arbeitszimmer werfen will, sehe ich Matea. Sie liegt auf dem Boden, hält sich den Bauch, windet sich. Ich hänge meine Jacke auf einen Bügel im Flur und ziehe die Schuhe aus, die ich vorher an der Türmatte abstreife. Dann gehe ich auf Socken, zum Glück ist die Wohnung schon ganz warm, fünf Schritte, bis sie mich sehen kann und ich etwas sagen muss:

»Hey, hey, hey.«

Ich räuspere mich, hebe den Fuß kurz rückwärts über die Schwelle und komme dann ein zweites Mal rein.

»Hast du deine Tage?« Ich berühre sie kurz am Oberarm, als ich mich hinabbeuge, mich neben sie knie, aber das fühlt sich so falsch an, dass ich schnell die Hände in den Schoß lege und falte.

»Ich *menstruiere*«, sie knirscht mit den Zähnen, aber rappelt sich auf.

Ich schrecke zusammen bei dem Wort, auch wenn ich weiß, dass das jetzt schick ist oder jedenfalls modern und feministisch, es so zu benennen, ich habe einfach zu lange gelernt, um das Bluten herum zu sprechen, das sind die Weichen, in denen meine Zunge läuft. Die Tage haben. Die Regel. Zyklus. Meine Biologielehrerin hatte sich den Faltenrock glattgestrichen und es hüstelnd *Unwohlsein* genannt.

»Das meine ich doch! Soll ich irgendwas tun?«

»Du brauchst dich nicht zu kümmern, Mira ist schon auf dem Weg …«

»Wofür das denn?!«

Kurz sucht mein Blick alle Oberflächen ab, ich weiß nicht genau, wonach, vielleicht bin ich auch nur froh, die Augen einen Moment schweifen zu lassen.

»Mira kennt sich damit aus.«

Dann höre ich die Klospülung und begreife erst: Mira ist gar nicht *auf dem Weg* im Sinne von *im ÖPNV* oder *auf dem Rad*. Sie ist auf dem Weg vom Badezimmer durch den Flur, Schritte auf Fliesen, dann Teppichtapsen, dann steht sie hier. Zerwühlt-gutaussehend, das Tanztraining macht ihr Schultern wie gemeißelt.

»Mati, du musst dich auf alle viere stellen wie beim Yoga, wie bei Katze-Kuh!«

»Was?!«

Muriel springt auf die Kopfstütze des Bettes, ihre Pfote sinkt tief in die Leinen, sie leckt sich die Nase, riecht sicher das Blut. Wäre ich weniger furchtlos, das Tier würde mir Angst machen. Die ersten Tage habe ich versucht, sie aus meinem Zimmer fernzuhalten, aber das Gewische mit den Pfoten an meiner Zimmertür, nur gelegentlich mit einer oder zwei Krallen versetzt, ganz sachtes Schaben, erst der Anfang einer Drohung, wie ein Messer kurz zu zücken, wie ein Polizist in einer Vorabendserie die Jacke mit einem Griff an die Hüfte zur Seite zu streichen, um die Handfeuerwaffe nur mal zu zeigen, hat mich schnell mürbegemacht. Ihr gehört jetzt die ganze Wohnung.

»Nein, nein, nein, du musst so …«

Schon manövriert Mira sie in die perfekte Menstruationshaltung. Zusammen kauern sie auf allen vieren und schnaufen wie zwei Dampfloks, Emma und Molly, nebeneinander her. Ich ziehe kurz den Mund breit, um ein kleines Auflachen zurückzuhalten, während ihre Hintern sich auf mich zu und wieder von mir wegbewegen.

»Also«, ich zeige in die Peripherie der beiden, »ich hab das zwar schon eine Weile nicht mehr, aber das, was ihr da veranstaltet, ist mir wirklich neu.«

Und dann fängt Matea an zu wimmern und kann das stoßweise Atmen nur noch schwer durchhalten, ihre Lippen zittern. *Unwohlsein*, das Wort geht mir durch den Kopf, während ich ihre gequälten Züge betrachte. Ich sehe jetzt erst, dass sie Schweiß auf der Stirn stehen hat, zwischen den Zähnen schiebt sie heraus:

»Endo ist so scheiße!«

»Ich weiß, Liebes«, und Mira tätschelt ihr die Schultern wie einem Pferd den Hals. Ich will mich wundern darüber, dass Mira das betuliche *Liebes* verwendet, aber mein Gehirn hängt noch bei

»Endo?«

»Metriose«, seufzt Mira, und in meinem Hinterkopf klingelt etwas. Ich hatte nie besonders große Schmerzen. Es zog ein wenig, mir war manchmal übel, aber das verwechselte ich oft einfach mit der Verdauungsarbeit an den großen Mengen Käse, die ich meistens in den ein, zwei Tagen zuvor in mich hineingeschoben hatte.

»Boah, sag bloß, du hast diese Scheiße nicht geerbt?! Diese Plage. Wie verfickt unfair ist das!«

Die Schmerzen lassen Matea ausfallend werden. Ich zucke mit den Schultern:

»Hatte damit nie große Probleme, aber ist auch lange her. Willst du einen Tee oder so was?«

»Wechseljahre, oder wie? Ich behalt jetzt eh gar nix drin, lass gut sein …«

»Frech!«

»Gern geschehn!«

Mira lacht laut los, währenddessen drückt sie auf Mateas Rücken herum, wahrscheinlich irgendeine Technik, die sie in einem ihrer Workshops gelernt oder sich soeben ausgedacht hat.

Wir warten auf ihren Kommentar, aber der bleibt aus. Sie steht auf, klopft sich die Hose, die vollkommen sauber ist, ab und sagt, sie müsse dringend kacken. Ich verziehe das Gesicht, diese ganzen Ausscheidungsthemen sind nicht meine Stärke. Nur widerwillig lasse ich mich ranwinken, setze mich neben das Bett, das dieser Teenager mir hoffentlich nicht gleich vollblutet, und lege eine Hand auf ihren Rücken, nachdem sie wie eine schlaffe Eidechse in die Laken gekrochen ist. Ich kann die Wirbelsäule sehr genau spüren durch den dünnen Pulli aus Polyester und frage mich kurz, wann ich sie zuletzt eigentlich etwas essen gesehen habe.

»Was soll ich denn jetzt hier?«, frage ich Mira.

»Du musst nur die Hand auflegen. Hier. So. Und jetzt bleib.«

Im nächsten Moment verschwindet sie, und Matea und ich sind allein. Die Katze schnurrt und schlägt mit dem Schwanz in ruhigem Takt auf die Kopfstütze. Unter dem Schreibtisch, sehe ich, haben sich eine Insel aus benutzten Taschentüchern und mehrere Packungen TicTacs angesammelt. Ich seufze. Erstaunlicherweise wertet Matea das offenbar als *conversation starter*.

»Ich hasse es, ne Frau zu sein.«

Ich spüre, dass sie mit solchen Aussagen zu schocken versucht, aber offen gesagt beeindruckt es mich wenig.

»Kann ich verstehen. Hast du das jeden Monat?«

»Wieso?«

»Also, ich hör davon heute zum ersten Mal.«

»Von Menstruation?!«

»Nein, von deiner Endometriose.«

»Das ist ziemlich unterschiedlich … Manchmal geht es, und manchmal ist es Horror pur, als würde mein ganzer Körper sich nach außen stülpen, als würde der mich gleich ausspucken.«

»Mhm. Dabei hängt es ja eigentlich nur am Uterus. Wenn du den los bist, hat sich das.«

»Und du bist ihn los?«, sie schaut mich nicht an, aber in ihrer Stimme schwingt, grimmig oder nicht, so etwas wie Anerkennung mit. Ich schaue hinab auf meinen Unterbauch.

»Ja, schon eine Weile. Der wollte mich auch nicht. Wir haben uns nie besonders gut verstanden. Hab ihn dann rausschaben lassen.«

»Rausschaben! Mit so einem Eislöffel?«

»Ja, genau.«

»Mhm. Zwei Kugeln Gebärmutterschleimhaut bitte mit Streusel.«

»Ha. Hast du dir das grad ausgedacht?«

»Jiah.«

»Nicht so schlecht.«

»Weiß ich. Warum bist du eigentlich nicht wieder in irgendnem Videocall?«

»… Ist doch unwichtig.«

»Riechst du eigentlich nach Rauch?«

»Nee.«

»Doch.«

»Nee.«

»Ich seh schon, ihr versteht euch.«

Mira betritt das Zimmer und verstaut eine fliederfarbene Wärmflasche in Mateas Bett. Ich sage, dass ich selbstverständlich auch Wärmflaschen hier habe, und sie blinzelt mich etwas überrascht an, lächelt dann aber entschuldigend.

»Du lädst mich ja nie ein, ich hab keine Ahnung, wo hier alles ist.«

Der Satz steht einen Moment lang unangenehm im Raum, ich atme rauschend aus, und wir schälen Matea schweigend aus ihrer Jeggins, ein Horrormaterial, während sie mich anblinzelt und sagt: »Keine Angst, bin schon versorgt. Wird nichts vollgeblutet.«

»Ich hab ja gar nichts gesagt.«

»Das musst du auch nicht«, schießt Mira noch eine Spitze. Ich muss mich zusammenreißen, nicht die Augen zu verdrehen, *Weiber* zu seufzen, so was kommt nur bei Männern gut an. Unsolidarisch bin ich lieber in Abwesenheit der Kameradinnen.

»Ich bin nicht unfeministisch, ich mag nur keine Flecken!«, verteidige ich mich schwach.

Matea sagt leise bäh, und Mira setzt ein schiefes Grinsen auf.

»Das ist das Wunder der biologischen Reproduzierbarkeit.«

»Reproduzierbar? Also ich weiß nicht.«

Matea guckt von der einen zur andern, wie wir da sitzen und liegen, jede kreiselnd um eine andere Nase, und sagt:

»Wir sehen uns doch null ähnlich.«

»Wir hatten unterschiedliche Ausgangsbedingungen, das zählt nicht ...«

»Weiß gar nicht, was ihr wollt, ich finde, wir könnten Drillinge sein.«

Gelächter. Dann denken wir alle kurz an Mone und sind still. Sie hat das früher häufig behauptet, dass wir natürlich verwandt seien, ganz eng, aber das war auch einfacher, und sie war die Blicke schnell leid, so so, drei Kinder von drei Männern. Sie hat das nie so empfunden, dass sie uns von irgendwelchen Männern hatte, denn von der ersten Zellviertelung an war sie jeweils auf sich gestellt gewesen, nebst jeweiligem Vorgängerkind. Als ich geboren wurde, war Mone selbst ein solches Vorgängerkind, und Omi klemmte sie sich unter den Arm bei allem. Mit mir hat sie alles lernen müssen. Wie Eltern Bedürfnisse ablesen und Zuneigung schenken – wobei sie das vielleicht von vornherein konnte, ein ewiger

Quell von Wärme, Hitze manchmal, jedenfalls kam mir das als Kind so vor, ein emotionaler Teekessel. Meine Mutti ist eine Elfe, das hatte ich lange gedacht. »Eine Hexe«, versuchte Andreas mich zu ärgern in der Dritten, aber ich fand das prima, dafür musste es nicht erst Hermine Granger geben oder Mildred Hoppelt, auch eine Babajaga zur Mutter zu haben war mir immer schon lieber als etwa die Eltern von Tommy und Annika. Erst später begriff ich, dass dieses warme Licht, das ich von ihr ausgehen sah und das sie so besonders machte, auch Motten und Schmeißfliegen anziehen konnte.

»Okay, was ist denn das richtige Endometriose-Essen? Sushi? Von wegen Omega 3.«

»Pizza! Pommes! Eis!«, jubelt Mira.

»Du menstruierst doch gar nicht.«

»Das beweis erst mal, ha.« Und sie schlägt die Beine übereinander, als ob ich jeden Moment versuchen könnte, ihren Schritt zu kontrollieren.

»Ich hätte eigentlich gern ne Nudelsuppe …«, schwächelt es dann dankenswerterweise aus dem Krankenbett.

»Mhm. Kriegen wir hin.«

Beim Umrühren, während Ingwer, Knoblauch, Zwiebel und Lauch sich drehen und der Geruch in die Nase hochzwirbelt, schaue ich an mir runter, schaue meine Brüste an, taste kurz in die Kurve der Taille. Muss tief hineindrücken mit dem kleinen Finger, um meine Rippen zu erfühlen. Mein Hintern hängt in der Jeans wie eh und je. Wenn ich nicht masturbiere, spüre ich meinen Körper kaum. Ich erinnere mich auch nicht, mich je unwohl in ihm gefühlt zu haben. Nur mit dem Uterus hatte ich immer so meine Probleme, weil mir das Angst machte: die Möglichkeit, schwanger zu werden. So groß war die Angst, würde Till jetzt sagen, dass ich niemals einen Penis in die Nähe gelassen habe. Aber obwohl ich keinerlei auch nur annähernde Zeugungssituation evoziert habe, war da doch immer einmal im Monat: das beruhigende Gefühl, noch immer ganz für mich und von innen angenehm leer zu sein. Um meinen einundvierzigsten Geburtstag dann ging ich mit dieser Ärztin aus, die da herumtastete, auf der Suche nach einem Orgasmus, und ganz nebenbei die Zyste fand.

Die Operation war minimalinvasiv, eine Hysterektomie ist denkbar einfach, jedenfalls wenn man sie nicht erst verargumentieren muss, sondern als Begründung auf eine Diagnose verweisen kann, und meine Erleichterung war groß. Als ob ich etwas abgegeben hätte, das nie zu mir gehört hatte. Ich machte Witze in der Agentur, aber dort waren die Blicke einigermaßen betroffen. Du Ärmste! Und: Vielleicht geht es auch nur halb, bei meiner Cousine war es nur die Hälfte, und sie konnte trotzdem noch ihre Zwillinge bekommen. Ich lachte darüber, aber ich lachte allein, was hohl klang.

Mira trägt eines von Mones Cordhemden, leicht hoch geknotet hat sie es, was ihre Taille optisch verstärkt. Eine weibliche Form. Weibliche Linien. Mit derlei wollte ich mich lange nicht beschäftigen. Irgendwann aber musste ich einsehen, dass ich ums Frausein nicht herumkommen würde, also trat ich näher ans Frausein heran. Schaute es mir an. Und merkte, dass es nicht so unheimlich war, wie ich zunächst geglaubt hatte. Trotzdem fällt mir das Spiel damit bis heute nicht so leicht wie meiner kleinen Schwester, die in ihre Femininität abtauchen kann, die sich damit Vorteile verschaffte, von Anfang an. Und ich muss zugeben, dass dieser Zugang mir imponiert.

»Man muss diese Messer sofort waschen und trocknen, sonst verderben sie. Die sind aus Japan.«

Wie die meisten Dinge, die ich sage, belächelt sie auch das, folgt aber brav der impliziten Anweisung. So von hinten an der Spüle hat sie etwas sehr Monehaftes. Obwohl sie größer ist und schlanker, wie ein Model, das aus Mone herausgeschält und geschnitzt worden ist. Alles Sonnige und Weiche mit einem Eislöffel aus Mone herausgeschabt und geformt. Der Mutter wie aus dem Gesicht und aus dem Herz geschnitten. In Mira potenziert sich, in was ich bei Mone so verliebt gewesen war. Das Mädchenhafte, der Charme, die Berührbarkeit. Während Mone selbst all diese Dinge verloren zu haben schien.

Zunächst hatte ich es gar nicht bemerkt. Wir lebten zu dritt in der Wohnung, und mit Mira zog das Plärren ein. Der Küchentisch versank noch unter Büchern für die Promotion, Stowasserbände und Reclamheftchen und Sammelbände, zusammenbestellt aus Forschungsbibliotheken. Ich habe zu alten Sprachen nie einen Draht gehabt und deshalb auch nicht verstanden, warum Mone sich damit freiwillig auseinandersetzte. Sie waren nicht Russisch, vielleicht reichte das schon. Mira jedenfalls wurde mitten hineingeboren in die heiße Phase der Arbeit, die schließlich unbeendet blieb. Denn Mone war im Wochenbett verwandelt worden.

So ein Mann wie Ludger verirrte sich eigentlich nicht in unsere Kleinstadt. Zuvor hatten mich nur Lehrerinnen interessiert – und das blieb auch danach so. Ludger jedoch, der auch Latein studiert hatte, natürlich nur Geschichte und Staatsbürgerkunde unterrichten durfte, war anders. Am Wochenende ruckelte er mit seiner Kutsche durch die Landschaft vor dem Harz, zwei Ponys vorgespannt, sein Blick war ruhig, und er saß niemals still, selbst im Klassenraum nicht. Er machte Scherze am Rande der Systemkritik und trank Unmengen Kräutertee, eine Thermoskanne pro Stunde. Ich weiß noch, wie Mone nach einem Elterngespräch mit ihm auf Du und Du war und dass er einmal auf der Schwelle zu unserem Haus stand, als ich aus der Schule kam und meine Brust kurz zuckte, bevor ich begriff, dass er nicht zu mir wollte, sondern dass er die Tür soeben hinter sich zuzog. Ich traute mich nicht, Mone darauf anzusprechen, und sie saß ohnehin schon wieder über ihren Büchern und fragte mich nur, ob ich auch meine Aufgaben gemacht hatte, weil sie bei ihren eigenen notorisch hinterherhing.

Ich erkenne an Mira nichts, was mich an Ludger erinnert. Aber er hat auch nichts hinterlassen, die Ponys gehörten dem Bauern, will sagen: dem Kollektiv, die

Bücher der Bibliothek, also auch dem Kollektiv, und als er sieben Monate vor dem Mauerfall das Land verließ, nahm er nur einen Jutebeutel auf dem Rücken mit. So stelle ich mir das jedenfalls vor.

Da waren wir wieder: Omi, Mone, ich und noch ein Baby. Mit jedem Tag bis zur Geburt schien Mone heißer zu laufen, sie erzählte beim Kochen von den Tritten, die sie spürte und den ganzen guten Ideen, die sie hatte – körperlich war sie kaum eingeschränkt, trug schwer und verzichtete auf wenig.

Doch als sie aus dem Krankenhaus kam und Omi sie auslud, war sie eine Spur grauer im Gesicht. Ich dachte, es wäre die Übelkeit, ich konnte das verstehen, der Geruch von Desinfektionsmitteln, der ihr anhaftete, machte auch mir ein flaues Gefühl in der Magengegend. Der Geruch verzog sich, das Grau in ihrem Gesicht blieb. Es wurde immer mehr. Und sie mehr weniger. Alles Leben schien auf das rotblonde Bündel übergegangen zu sein, dass trillernd schrie und fuchtelte, ganz selbstverständlich allen Platz einnahm, den es brauchte.

Als Kind, auch als fast erwachsenes Kind, gerade wenn man aufgewachsen ist wie ich, dann fügt man sich, nimmt die Rolle an, die angeboten wird. Ich war also da für Mira, weil Omi mich zurechtwies, wenn ich zu lang in meinem Zimmer allein sein wollte.

»Das kannst du nicht machen«, hatte sie geschimpft, »du wirst hier gebraucht.«

Und weil ich das verstand, schob ich Miras Bettchen irgendwann in mein Zimmer. Es blieb mir, fand ich, nichts anderes übrig.

Ich rühre die Suppe um, und Mira legt die Nudeln ein. Schaut mich immer an: Ist es recht so? So selbstverständlich sie im Leben steht, so unsicher scheint sie mir manchmal zu sein, fast jeder Satz unterlegt von einer Frage, bis ich tief seufze, dass sie einfach machen soll.

»Bist du müde? Langer Tag?«

»Mhm.«

»Wo warst du eigentlich? Ist euer Büro jetzt wieder komplett offen?«

» ... «

»Hallo.«

»Ich war bei Till.«

»Irgh!«

»Das ist ein Freund von mir.«

»Du weißt doch, was ich meine ...«

»Himmel, nur weil er dich vor tausend Jahren mal angegraben hat. Wen hat er nicht angegraben?«

»Dich?«

»Sehr witzig.«

Sie probiert einen Löffel Suppe. Sie pustet nicht lange genug, sie verbrennt sich. Ich reiche ihr einen Joghurtbecher, den sie sich an die Lippe hält.

»Kokosjoghurt?«

»Ist vegan.«

»Für Mati! Wie lieb.«

»Ich habe meine Momente.«

»Ich mag das Zeug ja nicht. Ist irgendwie nicht dasselbe.«

»Ist es ja auch nicht. Es gibt auch welchen aus Kuhmilch, Pfirsich-Maracuja, wenn es sich damit besser kühlt.«

»Pfirsich-Mara-KUH-ja?«

»Siehst du, wie ich lache?«

Joghurt auf Sonnenbrand, auf Schürfwunden und aufgeriebenen Stellen. Manchmal habe ich das Gefühl, Mira ist immer noch sechs. Und ich muss mich um sie kümmern, während Mone fort ist.

Meine Mutter hat sich nicht aus Liebe umgebracht. Bei ihrem Tod ging es, genau wie bei allen anderen Tiefs zuvor, nur um sie selbst. Meine Mutter hat meine Mutter umgebracht. Ich sehe vor mir, wie ihr Leben sich entfaltet und verändert hat. Ich sehe, wie sie dem Wetter ausgesetzt war, der politischen Witterung und den Aussichten und dem Unabsehbaren und wie sie nicht schlafen konnte, weil unklar war, wo sie sich befand, um sie her und um ihr Haus, das ein Schiff war, nur Nebelsuppe und irgendwann kein Land mehr in Sicht, bis sie vergessen hatte, dass es irgendwo da draußen Land gab. Hin und wieder war sie aufgetaucht, für ein paar Jahre oder Monate. Aber im Spiegel der Anstrengung, die diese Krankheit sie gekostet hat, hat sie erstaunlich lang durchgehalten.

»Ich wusste gar nicht, dass du nicht mehr arbeitest.«

Ich wirble herum. Mit einer Hand hält Mira den Joghurt an ihre Lippe, mit der anderen pikt sie sich in den unteren Bauch:

»Hier unten. Dass du keine Eier mehr produzierst.«

»Ach so.«

»Ach so?«

»Ist doch nicht so wichtig.«

»Ging es dir schlecht, damals?«

»Weil ich keine Kinder bekommen kann?«

»Quatsch. Ich meine, ob du Schmerzen hattest.«

»Mhm … Nicht unendlich lange.«

»Was ist schon unendlich lange. Schmerzen sind doch auch im Jetzt schlimm. Auch wenn sie nur kurz sind. Mati hat Schmerzen, iff hab auf Fmerzen, hier auf meiner Pfunge.«

»Iss einfach den Joghurt und hör auf zu heulen.«

Sie lacht leise. Ich schmunzle.

»Du weißt, dass du mit mir reden kannst, oder? Ich kann mehr tragen, als … naja, als das jetzt vielleicht so wirkt.«

Sie stellt den Joghurt zur Seite, gerade in dem Tempo, dass ich ihr umstandslos den Teller Suppe für Matea in die Hände drücken kann, ohne dass wir zu lange Augenkontakt halten müssen.

»Dann trag das mal.«

# OKTOBER

»Glaubst du im Ernst, sie hat sich umgebracht, damit wir näher aneinanderrücken? Wir sind doch keine Kegel oder Spielfiguren, die man einfach rumschieben kann.«

»Cedi, das sagst du doch nur, weil du eh nie Brettspiele mochtest.«

»Ich mochte die auch nie, Miri.«

»Verräterin! *Spiel des Lebens*? Darauf warst du immer heiß, als du noch ein kleiner Mati-Stöpsel warst.«

»Pah. Das ist das Schlimmste. Eigentlich sogar noch mieser als *Monopoly*, da geht es immerhin ab Zeile 1 um Geld, ob nun kapitalismuskritisch gemeint oder nicht, bei *Spiel des Lebens* ist das subtiler. Da dachte man immer, es geht um das Rollenspiel, das Leben zu gestalten, wer du bist, was du arbeitest, wen du heiratest, aber am Ende zählt nur, wer nicht verarmt stirbt.«

Matis pubertärer Zynismus liegt mir ganz nah am Herzen, aber ich wehre mich trotzdem und kämpfe im Dienst meiner Metapher:

»Games imitating life, oder nicht?«

»Ich finde das jedenfalls unnötig, Gesellschaftsspiele sind doch keine kritische Ausdrucksform.«

Mercedes verschränkt die Arme und sieht mich skeptisch an. Skeptisch, aber auch mit einem Funken Herausforderung, also spiele ich mit:

»Sind sie nicht?«

»Das ist doch pure kapitalistische Propaganda!«

»Sagte sie und rückte ihre Ray-Ban zurecht«, sage ich und deute mit der Nase auf die Brille, die Mercedes sich im berühmten Indian Summer Berlins zu ihrer Seidenbluse und der hochgeschlossenen Jeans ins Haar gesteckt hat.

»Die ist secondhand!«

Früher hätte sie sich nicht einmal dazu herabgelassen, sich zu verteidigen, denke ich und gieße ihr nach.

»Das macht es natürlich wesentlich besser. Total nachhaltig.«

»Seit wann bist du eigentlich so sarkastisch?«

»Ja, du bist doch das rosa Pony von uns«, versucht Mati sich anzuschließen, und ich sage, so sei ich immer schon gewesen, nur eben innendrin, und fordere:

»Jetzt seid lieb!«

»*Liebsein* ist ne total unfeministische Forderung«, grummelt Mati und kippelt.

Vor sechzehn Jahren wurde sie am Tag der Einheit geboren, ein Einheitskind, ihre Nahrung Einheitsbrei, Einheit und Recht und Freiheit und volle Windeln. Ich war gerade so alt wie sie jetzt und schon fast ausgezogen, denn ihre Geburt war das Signal: Abflug, Mira. Du bist so weit.

Im frisch sanierten Krankenhaus hatten wir im Gang gesessen, Mercedes neben mir, dahinter der Kreißsaal, alles ganz isoliert, kein Ton drang nach draußen, die Oberfläche glatt gespachtelt, und in der Mitte die petrolfarbene Bordüre. »Beruhigend soll das wirken«, hatte Mercedes abwesend gesagt. Bei ihrer Blässe und der spröden Art vergaß ich manchmal, dass sie Farbarbeiterin war. Kreativität, Esprit, Ästhetik. Alles Wörter, die zu ihrer Persönlichkeit genauso wenig zu passen schienen wie zu ihrer forschen Nachfrage, was ich denn vorhätte, nach der Schule. Dabei wurde der Takt noch etwas zackiger, mit dem sie ihr Telefon auf und zu schnappen ließ; zu dieser Zeit so ein Schiebemodell von Motorola. Klack. Schlürf. Klack. Schlürf. Klack. Schlürf. Die Bordüre wurde vor meinen Augen langsam flüssig, wurde ein Gewässer, in dem hin und wieder der weiße Wal auftauchte und prustete.

»Berlin«, sagte ich vorsichtig, dann wog ich ab, Medizin und Jura, die Universitäten, die Studiengänge, die Zulassungshürden. Wenn ich gekonnt hätte, wären es Oxbridge, Harvard, Yale, das MIT geworden. Aber Mones wechselhafte Biographie und mein Job im Kiosk und Omis Witwenrente waren nicht eben kreditwürdig, also: auf dem Boden bleiben. Berlin war gerade weit genug. Zwar noch mit der Regionalbahn erreichbar, aber immerhin zwei Umstiege.

»Medizin oder Jura? Ganz schön klischiert.«

Ich war mir mit sechzehn nicht ganz sicher, was ›klischiert‹ bedeutete, hielt es, glaube ich, für etwas Positives und lachte leise verlegen. In diesen Jahren hatte ich pausenlos offene Lippen: immer zerkaut, immer etwas zu trocken, immer mal wieder eingerissene Mundwinkel, die zu lange brauchten, um zu heilen, vor allem, wenn ich in überheizten Räumen saß und zu viel lachte.

»Na ja, gestorben und gestritten wird immer«, bemühte ich einen Spruch aus der Berufsberatung, und Mercedes nickte knapp, ja, das hätte definitiv Zukunft. Dabei richtete sie sich auf wie in einem Reitsattel, sah zur Uhr am Ende des Ganges. Ich schaute in den Zeitschriftenständer, in dem vor allem zerfledderte Rätselhefte steckten, überlegte, ob ich eine Brille brauchte. Als ich fragte, was Sukoxu sei, sprach Mercedes es korrigierend und sehr japanophon aus, meinem Blick folgend. Erst später erfuhr ich, dass sie sich in einer Handvoll Sprachen, Arabisch etwa, Russisch, Portugiesisch, Mandarin und Japanisch, absolutes Basiswissen draufgeschafft hatte, und obwohl diese Pose schon sehr lässig und klug ist, fand ich das wenig beeindruckend. Es erinnerte mich an den Tag, als ich verstand, dass Albrecht Dürer seine Druckstöcke nicht selbst hergestellt, sondern seine Angestellten für ihn hatte ritzen lassen. Der Wert der reinen Idee ist mir als Konzept noch heute häufig schleierhaft. Sudoku, das seien Kreuzworträtsel, aber mit Zahlen, erklärte Mercedes. Ich bekam Gänsehaut von dieser Vorstellung. Seltsam, wie man sich manchmal an die marginalsten Momente so glasklar erinnert.

Als der Pfleger die Tür öffnete und uns bedeutete, dass wir jetzt reinkommen könnten, klingelte das Schiebefon, so dass Mercedes aufsprang und mit einer wedelnden Geste in meine Richtung den Flur hinuntertrabte, auf breiten, groben Absätzen. Meine Turnschuhschritte quietschten. Ich ging ins Zimmer, und mein Herz holperte, die schnurgerade Bordüre an der Wand wurde beim Übertreten der Türschwelle plötzlich einer dieser ruckligen Radplattenwege aus dem sachsen-anhaltinischen Hinterland, bei deren Überfahrt kaum der Lenker in den Händen bleibt und die platte Landschaft um einen her wie auf Super-8 gezogen aussieht, wackelig, unscharf. Dein Leuchten blendete mich, und mein Auge tränte.

Mercedes trägt noch immer die breiten Absätze. Obwohl ich sie gebeten habe, hat sie ihre Schuhe beim Eintreten nicht ausgezogen, fällt mir auf, jetzt, wo sie steht. Aber ich bin ein bisschen betrunken und zu entspannt, um eine spitze Bemerkung zu machen, und sie ist auch ein bisschen betrunken, weswegen die Bewegungen weicher, eleganter werden und sie eher schreitet.

Wir sitzen am Tisch, drei Schwestern mit einer Mutter und drei Vätern. Wir sind zwei Haushalte. Wir ahmen einen Kneipenbesuch nach, den ich Mati versprochen habe und der nicht möglich ist, weil die Zeiten eben andere sind und alles verriegelt ist, und deshalb sind wir ausgewichen an meinen Küchentisch, eine eher notdürftige Staffage: ein paar Friedhofskerzen, die ich noch übrig hatte, und die Knabberbox von Rewe. Leider ist mein Vorrat aufgebraucht, weshalb die aufgerissene Packung auf dem Tisch besonders traurig aussieht; es gibt nur noch ein paar salzige Fischchen, die Cracker mit Sesam, die keiner mag, und eine Handvoll aufgeweichter Salzstangenstummel. Mati ist tapfer gewesen und hat genügsam gegrinst, oder vielleicht war sie tatsächlich gar nicht so unglücklich, denn immerhin ist die Luft bei mir zu Hause besser als ein paar Stockwerke weiter unten im *Goldenen Handwerk*, und weil wir nur unter uns sind, versucht auch keiner, uns in ein philosophisches Kneipengespräch zu verwickeln, ungeachtet der Tatsache, dass so was niemand wollen kann, dass es jedenfalls zu nichts führt und das Gegenteil von anziehend ist.

Wir sitzen hier unter uns und trinken Kirschlikör, der uns die Zähne verklebt. Die bauchige Flasche habe ich eher durch Zufall wiedergefunden: In Mones Kommode habe ich mittlerweile ein Schubfach eingerichtet für Dinge, die Menschen mir schenken, weil sie glauben, dass ich sie brauche. Grünteekekse und Gewürztees, feinfühlige Sachbücher, Biographien starker Frauen, Naturkosmetik, kratzige Socken aus Alpakawolle und eben, bisschen trashig, bisschen kultig, eine Flasche Kirschlikör. Wenn es keine Morddrohung mehr ist, bei Nachbarn zu klingeln oder bei Freundinnen vorbeizugehen, gebe ich all das weiter. So lange sitzen die liebenswürdigen Gesten in dieser Schublade, und ich mache sie manchmal auf und lächle ihnen tröstend zu. Nur der Likör wird's nicht überleben, es sind noch zwei Fingerbreit in der Flasche. Er mag daherkommen wie ein Sirup, aber er setzt sich nicht nur zwischen die Zähne, sondern auch ins Hirn und hat Mercedes schon dazu gebracht, auf dem Weg zur Toilette durch meine Wohnung zu wanken. Ein Wunder, dass sie den Weg findet, sie war noch nie hier, meine ich, und vielleicht ganz gut, dass ich »so viel Krimskrams« besitze, wie sie noch vor ein paar Stunden bemängelt hat, schließlich kann sie sich an diesen Möbeln festhalten, sich vorsichtig von einer Bank zum nächsten Schuhregal schubsen, den Hintern an Mones Kommode, hält sie einen Moment lang inne, holt Schwung. Und verschwindet. Sobald die Tür zu ist, drehe ich mit einem Wisch auf dem Telefon die Musik auf, es läuft eine dieser Playlists, die am Ende wieder in die Top 100 zurückfließt, weil das, erklärt Mati mir, heute so funktioniert: … auch wenn es weh tut, wenn man irgendwo anfängt, wo man sich sehr individuell vorkommt, biegt die Kurve des Algorithmus irgendwann zurück, und dann summt man plötzlich Katy Perry oder Taylor Swift, und wenn man Glück hat und noch etwas restlichen Verstand, schaltet man ab, bevor man bei Andreas Gabalier landet.

»Igitt.«

»Mati! Der ist sicher ein total sympathischer Typ.«

»Mhm. Voll die Ausstrahlung, wie so ein Fass atomverseuchter Müll.«

Ein typischer Witz für einen Teenager aus dem Endlager-Einzugsgebiet. Ich küsse Mati auf den Scheitel, die sich kurz katzenhaft anschmiegt, weil grad keiner guckt. Draußen wird es hell.

»Wenn sie es uns nicht bald von selbst sagt, dann knall ich ihr eine.«

Mati ist weniger – oder mehr – jedenfalls: anders betrunken und nicht so entspannt. Ich muss kurz an die Metallica-Doku denken, die ich vor mittlerweile Jahrzehnten auf einem würfelförmigen Fernseher gesehen habe, in einem Jugendzimmer, in dem das Filmplakat von *8 Mile* und eine Sammlung Burgerking-Kronen als Deko an der Wand hingen. In *Some Kind Of Monster* erzählt James Hetfield von einem der verschlissenen Bassisten. Das Hauptproblem sei gewesen, dass, waren sie als Band kollektiv besoffen, alle lustig drauf waren, nur eben der böse Bassist, der wurde aggressiv. Deswegen musste er leider gehen. Ich weiß noch, dass ich das nicht sehr *metal* fand. Ich greife nach dem Telefon, tippe auf *And Justice For All* und klopfe Mati beschwichtigend auf die Schulter.

»Du musst schon Geduld mit ihr haben.«

»Das ist doch scheiße. Bleibt das jetzt so, dass wir einfach gar nicht reden?«

»Wir reden doch die ganze Zeit.«

»Wir sprechen, aber wir reden ja nicht.«

»Ich weiß.«

»Also, was machen wir jetzt mit ihr?«

»Warum willst du unbedingt, dass sie es uns sagt, wenn du es eh schon lange weißt? Wie hast du das noch mal gemacht, dich bei ihr einzuhacken?«

»Unwichtig«, sie rülpst, ihr Mund dabei ein kleines o, der kleine Barbar, ich lehne mich zurück.

»Ich weiß schon, wie du's meinst, ich will ja auch, dass wir reden können.«

»Echt. Kann doch nicht so schwer sein.«

Die Wahrheit ist, dass diese Schweigsamkeit mir sehr wohl bekannt ist. Mercedes hat das, das glaube ich nicht, das weiß ich, von dir. Als du mit der kleinen Matea zurück in die Wohnung kamst, erschrakst du darüber, wie du uns zurückgelassen hattest. Die Wohnung, Muriel und mich. Du hast mir nie erzählt, wann du deine Arbeit verloren hattest. Es war nur irgendwann deutlich, dass du noch einmal schwanger warst, also war es nur logisch, dass du irgendwann nicht mehr arbeiten gehen würdest, und das ging sehr schnell, und ich war zu beschäftigt mit meinen Versuchen, dich auf mich aufmerksam zu machen, als dass ich darüber nachgedacht hätte, dass nicht alle Frauen im ersten Drittel ihrer Schwangerschaft schon zu Hause bleiben. Deine Stelle war gestrichen worden, etwas in der Kulturverwaltung, an dem nie wirklich dein Herz gehangen hatte. Als ich klein war, hast du noch studiert, so viel weiß ich, und dass dir meine Ausbildung immer wichtig gewesen ist. Damals dachte ich, du wolltest eben dringend dieses Kind. Woher du es bekommen hattest, hast du mir nie verraten, und ich bin mir bis heute nicht klar darüber, genauso wenig, wie ich meinen eigenen Vater kenne.

Du hast alles darangesetzt, vor mir geheim zu halten, was der Verlust deiner Arbeit mit dir machte. Du warst nicht sehr konfrontativ, eher das Gegenteil. Stritten wir uns, dann machte jede das mit sich selbst aus, wir öffneten in unseren Zimmern jede ein Fenster und ließen den Rauch sich verziehen. Auf Auseinandersetzungen folgten Stille und ein kalter Luftzug.

Ich erinnere mich, dass deine Schaumbäder am Sonntag immer länger wurden. Und mit jedem Monat wurdest du behäbiger, ich höre noch das Ächzen, wenn du dem noch neuen Katzenkind hinterhereilen musstest.

Es war zwar deine dritte Schwangerschaft, aber die erste war zu diesem Zeitpunkt schon zweiunddreißig Jahre her. Das Haus veränderte sich, Kram sammelte sich an, die Pflanzenspitzen wurden braun. Es war kein Messie-Haushalt, es war eine aushaltbare Unordnung, aber *keine Umgebung für ein Kind,* und am Tag nach dem Krankenhaus räumten wir gemeinsam auf. Zwischendurch gabst du mir die kleine Mati zum Schuckeln, die da schon so skeptisch die Nase kräuselte, wie sie das bis heute macht. Es war die Zeit, in der Spitzen und Ecken zu vermeiden, abzukleben waren, Steckdosen zu sichern, das Katzenklo abzudecken. Muriel verstand noch weniger als ich, was passierte, kackte aus Protest auf die Fußmatten und sprang einmal sogar in Matis Babywippe. Vielleicht war es ein Übermaß an Agilität. Ich sehe noch vor mir, wie sie, ein kleiner felliger Pavillon, zwischen drei festgekrallten Pfotenpfosten aufgespannt, über dem Baby hing, dass ich vor Schreck so fest die Milchtüte packte, dass sie aufplatzte, und doch nicht losstürzte, um einzugreifen. Ich liebte das Tier heiß und innig, es durfte nichts geschehen. Und Muriel – tat nichts. Sie hing über dem schlafenden Kind und zitterte mit den Schnurrhaaren, schlug mit dem Schwanz und sprang dann mit einem Satz vom Tisch, die Wippe wippte kräftig, Mati gähnte, und Muriel trollte sich zu mir und begann, die Milchpfütze zu meinen Füßen aufzulecken.

Der Tag endete in deinem Bett – ich hatte dort seit Ewigkeiten nicht gelegen. Zu Grundschulzeiten hatte ich manchmal Erschöpfung und Krankheit vorgegaukelt –

weniger, um Schule zu schwänzen, und mehr wegen der heißen Zitrone und wegen des Bettwäschedufts – Lavendel – und der Lichtfarbe, die unsere Leselampe hatte, so ein vergessenes Orange, eine Glühbirne, die ihrem Namen Ehre machte und an der du dir mehr als einmal im Vorbeifassen die Handkante verbrannt hast.

Mati sabberte und prustete beim Milchtrinken, und wir kicherten und ekelten uns gemeinsam und wischten es weg. Ich erzählte von Muriels Milchfestmahl. Von ihrem Anschlag auf Mati erzählte ich nicht, weil ich sicher war, dass der Verlust meiner einzigen Freundin dann zur Debatte gestanden hätte. Und weil ich wusste, dass es nicht wieder vorkommen würde. Um uns herum verstreut lagen Taschentuchzipfel und Bonbonpapiere und zwei Fernsehzeitungen, in denen wir Kreuzworträtsel gelöst hatten. Ich fragte dich, ob du Sudoku könntest, und du hast geschnaubt und gesagt: »Frag da mal lieber deine Schwester.«

»Du musst die Kerzen ausblasen.«

»Ich wünsche mir –«

»Na! PSCHT! Du weißt ja wohl, wie das funktioniert.«

Mati lehnt sich zurück, zieht im Rachen hoch und spuckt die letzte brennende Kerze mit einem gezielten Geschoss aus. Das Wachs spritzt aus dem roten Glaszylinder auf den angenagten Ahorntisch. Normalerweise würde ich das furchtbar finden, aber in der Kirschlikörwolke muss ich lachen.

»Gut, was habe ich verpasst?«, runksend lässt sich

Mercedes zwischen uns auf ihren Stuhl fallen, streicht sich wirsch durch das Haar und sieht wild aus, zum ersten Mal kann ich sie mir beim Sex vorstellen.

In dem Moment runkst es noch einmal, diesmal draußen, und dann schreit jemand. Mati will es nicht zeigen, aber hin und wieder sehe ich es: Ihre Schultern zucken Richtung Ohren, sie kratzt sich am Hals. Obwohl sie Berlin in dieser stillen Zeit erlebt, schafft die Stadt es noch, sie zu beunruhigen. Mercedes aber winkt ab und sagt, als wäre sie in dieser Gegend ständig unterwegs, aber ich weiß, dass sie das in der Zeitung gelesen hat: »Das ist nur der *Weddingknall.*«

Ein Geräusch meiner Kindheit ist ein gellender Schrei auf nebliger Lichtung: der jämmerliche Klang der Hasenklage. Die Hasenklage ist der letzte Schrei, den ein Hase von sich gibt, in der Sekunde des Erschossenwerdens.

Ich war als Kind nicht erpicht darauf, auf die Jagd mitzugehen. Aber mit einer Försteromi kommt keine Enkelin um einen Sonntagmorgen im Wald herum. Und weil Mone, sobald ich im Grundschulalter war, bis abends bei der Arbeit blieb und auch an den Wochenenden gerne noch *aufholte*, wie sie das nannte, konnte sie keinen Einspruch einlegen, obwohl sie damals noch Vegetarierin war. Ich erinnere mich noch sehr genau, wie mich Omi, als es gerade dämmerte, in die grünen Gummistiefel steckte, deren obere Kante mir beim Gehen in die Weichteile drückte, so dass ich wie ein Kätzchen auf den Zehen zu laufen versuchte. Sie setzte mich in ihren P 601, in dem Mercedes fahren gelernt hatte und der Mitte der Neunziger schon heftig um uns her klapperte, und wir fuhren los.

Es war kalt im Wagen, ausgewachsener Herbst, und im Nebel auf der Landstraße zwischen blattlos aufragenden Laubbäumen und dunkelgrünem Nadelwerk kam uns nichts und niemand entgegen. Omi hörte kein Radio, sie ließ sich ungern programmieren, da hörte sie lieber gar nichts. Auch mit dem Fernseher hatte sie bis zuletzt Dialoge geführt. Wenn sie ihn anschaltete, murmelte sie: »Na, dann zeigma, wasde kannst.« Und wenn ihr die Nachrichten zu schlecht wurden, die Werbung zu laut, drückte sie unwirsch weg und verdrehte die Augen: »Lass gut sein«, und war nicht sauer, aber enttäuscht. Auch mit ihrem Trabant sprach sie so, streichelte das Lenkrad, wenn er an der Ampel ausging und nicht gleich wieder anspringen wollte, schnalzte mit der Zunge beim Schalten. Und wenn sie beschleunigte oder bremste, verlagerte sie ein bisschen das Gewicht, als säße sie auf einem Pferd.

Bis sie dreißig gewesen war, hatte sie mit der kleinen Mone auf einem Bauernhof im Nachbarort gewohnt. Und solange sie auf diesem Hof war, hatte sie auf Atomino reiten dürfen, dem Friesen, der dort stand, um die Landmaschinen zu ersetzen, wenn diese wieder einmal unzuverlässig waren, weil der Winter zu hart war oder die Ersatzteile knapp waren. Von keinem Menschen redete Omi je so zärtlich wie von diesem Pferd. »Der Atomino«, lächelte sie auch später noch, wir alle kannten seinen Namen und wussten, was er für Macken gehabt hatte, dass er nicht traben mochte und immer zu schnell in den Galopp gefallen war, dass die Erde bebte unter seinen riesigen Hufen. Bloß nicht verwechseln, das ist kein Kaltblut, er hat nur Füße wie eins.

Natürlich war Atomino längst tot, als ich klein war. Auch seine Geschichte ist eine, die Omi uns nie zu Ende erzählt hat, so wie die von Opi oder die unserer Väter. Was ich wusste: Der Bauer am Ort hatte seit ein paar Jahren nur noch zwei alte Ponys, für die weder Mone noch Omi sich begeistern konnten, auch wenn ich die beiden irgendwie mochte; sie hatten genau meine Größe, und wenn ich an ihrer Weide vorbeiging oder radelte und ihnen Huflattich vom Wegrand fütterte, waren wir auf Augenhöhe. Niemand bewegte sie je, sie standen immer auf der gleichen Wiese, die sich um sie herum veränderte, vermatschte und verschneit wurde, gefror, wieder vermatschte und blühte und in saftigem Grün stand. Noch bis ich fortzog, stellte ich mich gern mit dicken Jeans in die Brennnesseln, die am Gatter hochwucherten, und sie schlichen, sich die Schnuten leckend, herbei, mittlerweile gut drei Köpfe kleiner als ich. Ob sie jetzt noch leben – wer weiß. Auch Atominos Ende lief erzählerisch in eine Blende, wurde früher abgedreht. Lass mal gut sein. Lass uns Essen machen. Omi zeigte grundsätzlich wenig Gefühle oder wenn, dann fand sie rechtzeitig etwas anderes zu tun.

Die Försterin stand ihr gut, das Blattgrün, die Schlammfarben. Das Laub war rutschig an diesem Herbstmorgen, gerade an den ganz trockenen Stellen fitschten die Schuhe nur so zwischen den Eichenblättern herum. Es war sehr unwahrscheinlich, dass sie mit mir an ihrer Seite etwas schießen würde, ich war wie so ein Elefantenkind. Meilenweit voraus, glaubte ich, müssten doch meine Schritte zu hören sein.

Meine Erinnerungen an den Wald: Der Geruch nach Erde, der Trommelklang des Bodens unter den Schritten, der grüne Bogen, den die Wipfel hoch über den Köpfen formen, kühl im Sommer und vor Schnee schützend im Winter. Und an diesem Tag, das weiß ich noch, gerieten wir bald in eine Pilzsiedlung. Da standen sie vor uns, mit ihren Hüten, breite und schmale Krempen. Pilze mochte ich. Die Vielfalt ihrer Formen, die hohen und flachen, rund und zylindrisch. Das Gefühl, wenn die Fingerspitzen auf die mal mehr, mal weniger gespannte Haut der Waldlinge trafen, weich, zart, prall. Und natürlich das Kitzeln der Lamellen, wenn ich die Finger den Pilzen unters Kinn legte. In den hohen Gummistiefeln steckend, konnte ich nicht auf die Knie gehen. Wie so ein Laubfrosch kauerte ich deswegen da und streichelte vorsichtig über die Pilze, die ihre Köpfchen neigten, ihre Hüte an meine Hand zu schmiegen schienen. Und dann ging alles ganz schnell.

Die Hasenklage ist der letzte Schrei eines Hasen, bevor er tödlich getroffen wird. Es ist ein hoher, gellender Laut, verzweifelt und dabei so eindringlich wie eine Sirene. Eine Warnung für alles Leben in der Umgebung. Vorsicht, Menschen! Und in der Natur bedeutet der Mensch den Tod.

Um Füchse anzulocken, bauen manche Försterinnen Pfeifen, die genau dieses Geräusch erzeugen können, sie klingen wie ein sterbender Hase, ein gefundenes Fressen. Doch an diesem Tag hörte ich die echte Hasenklage. Ich hockte immer noch da, die Hand in den Pilzen, die Sohlen in den Morast gegraben, und wenige Meter weiter stand Omi, mit krausen Locken unter ihrem Hut, die Schulten hoch in ein Dreieck gezogen. Angelegt die Flinte, die ich zuvor nicht gesehen hatte. Von der ich glaubte, dass sie qualmte. Aber es war der heiße Atem, der Omi als Wolke entwich, sobald sie die Luft nicht mehr anhielt. Es stoben keine Vogelschwärme in die Luft, kein Großwild raschelte durch das Unterholz, kein Zischen oder Kreischen war da. Die Hasenklage verklang, hallte nach in meinem Kopf. Und Omi begab sich aus der Deckung, war mit zehn Schritten bei ihrer Beute. Ich konnte, als wäre sie ein Geist, durch sie durchsehen, wie sie das Messer zog und den Hasen aufbrach, den steifen Bauch mit der Klinge aufschälte nach links und nach rechts. In meiner Faust hielt ich gequetscht den Pilz, seine Haut aufgesprengt, der Saft rann über meine Hand. Als Omi sich zu mir umdrehte, sagte sie: »Bitterröhrlinge sind ungenießbar.«

Du warst sauer. Deine Pupillen scharf umrandet, kleine Punkte in hellen, aufgerissenen Augen.

»Was hast du getan.«

Dass du nicht mich anschautest, sondern die hinter mir stehende Omi, verstand ich erst sehr viel später.

In dem Moment wollte ich nichts mehr, als dass du mir verzeihst. Hatte Angst, du würdest niemals einen Weg finden, mich zu lieben. Einen Winter lang blieben meine Finger und Zehen kalt. Ich schlief mit Wärmflaschen und zwischen zwei Decken. Ich wachte auf im Traum, und an meinen Bauch geschmiegt lag der Hase, in Blut getaucht, mein Schlafanzug klebte, eisenrot durchtränktes Flanell.

Omi hörte auf zu jagen – die Nässe kroch ihr zu schnell in die Knochen, und ich glaube, dass sie sich einmal auch verlaufen hat, in ihrem eigenen Wald. Da fing vielleicht die Verwirrtheit an. Es hat mich viel Zeit und Überredung und Termine bei Spezialistinnen gekostet, bis ich erreichte, dass jemand nach ihr sehen kam. Spätestens das empfand sie als Verrat und fragte, sobald sie mich sah, meist vor allem nach meiner älteren Schwester. Ihr Tod schlich sich an, kroch in ihr Leben, und sie hörte auf, die Dinge zu tun, die sie immer getan hatte. Warum, frage ich mich, wollen wir nicht viel lieber dabei sterben: beim Jagen und Pirschen, beim Tanzen, Sichdrehen, mitten in den Pirouetten zu Boden – und Ende? Der Schein für ihre Pflegestufe lag zwei Wochen nach ihrem Tod in der Post.

Vom Tag nach der Jagd an verweigerte ich Fleisch. Ich kaute nur weiche, warme Sachen, ich bat um Suppen und Kakao, und Omi kochte mir alles geduldig. Obwohl sie mir seitdem noch fremder war und ihr Atem von Tag zu Tag schlechter roch. Noch lange nach dem Zubettgehen lag ich wach, die Augen weit offen im Dunkeln und meine Brust ein einziger Puls. Als du mich dann einmal gefragt hast, was los sei, warum ich nicht schliefe, habe ich geflüstert, das sei das Herz des Tiers. Das schlüge jetzt in meiner Brust. Du hast geseufzt und dich an mich geschmiegt und gesagt, das sei nicht das Tier, denn das würde nie zurückkommen. Das sei das Besondere am Sterben, dass es keine Rückspultaste gebe. Und ich müsse abwarten, wir müssten das jetzt zusammen ertragen, dass die Zeit verging. Dass das zwar relativ war, aber in diesem Moment vor allem relativ langsam. Und darüber schlief ich ein.

Bis heute schäme ich mich, dem Hasen angetan zu haben, was ich getan habe. Schäme mich, nicht widersprochen zu haben. Von diesem Moment an wollte ich mir nichts mehr sagen lassen. Mein Bauchgefühl blieb stark, und gleichzeitig fürchtete ich mich noch viel mehr als zuvor, Fehler zu machen.

Als du mir Jahre später die kleine Mati in die Arme gelegt hast, hielt ich sie, als wäre sie aus Porzellan. Ihre Augen waren rund, und ihr Näschen zuckte, ein bisschen wie bei einem Kaninchen. Sie war klein und rund. Solange ich sie festhielt, bildete ich mir ein, konnte ich die zwei Herzen in der Brust besser aushalten, vielleicht ging ein Schlag davon sogar in sie über.

Jahre später sah ich im Kino, wie Joseph Beuys mit dem toten Hasen tanzte. Ich saß zwischen abgeklärten Studentinnen und weinte. Da war Omi schon ein paar Jahre unter der Erde.

Meine zwei Spatzen sind da. Sie sitzen auf dem Fensterbrett, meistens morgens, bei Tagesanbruch.

»Sagt hallo zu Eros und Thanatos!«

»Ich liebe Überraschungsgäste!«

»Ihr jungen Leute liebt auch alles.«

Betrunken verwandelt sich unsere älteste Schwester in einen mürrischen Kneipier. Zum hundertsten Mal in dieser langen Nacht stehe ich auf und schiebe die Ofenklappe hoch. Meine Wangen, sowieso heiß, werden noch heißer, meine Füße sind eiskalt. Ich sage, dass ich müde bin. Dass es Zeit ist fürs Bett. Dass die Kohlen schon schlohweiß sind. Mati sagt wie eine Vierjährige, sie sei nicht müde, und gähnt. Mercedes nuschelt, sie müsse die Katze füttern, und ich überzeuge sie davon, dass die es bis zum Nachmittag aushalten wird.

Wir passen zu dritt auf meine 1,40er Matratze. Ich kann meine Schwestern riechen, die kleinste in der Mitte ist schon eingedöst. Mercedes schaut mich wach an, als warte sie darauf, dass auch ich einschlafe. Noch immer liegt etwas zwischen uns – und schnarcht jetzt leise.

»Schön, wie du hier bist«, flüstere ich. Und ich will gleich noch viel mehr sagen, dass ich hier bin, dass sie sich mir gefälligst anvertrauen soll. Aber ich weiß, dass uns das nicht näher zueinander bringen wird, dass ich es nicht erzwingen kann. Noch viel mehr als bei Baby-Matea habe ich bei der erwachsenen Mercedes das Gefühl, sie zerbrechen zu können oder vielmehr: den dünnen Faden zu zerreißen, der noch lange keine Angelschnur ist, der zwischen uns wieder aufgespannt ist und der mir nicht aus den Fingern gleiten darf, nicht noch einmal. In diesem Moment wird mir klar, dass es *der* Moment ist.

Manchmal kommt mir abhanden, dass wir alle in unseren eigenen Filmen stecken, dass ich nur einen Gastauftritt habe in den Leben anderer Leute. Dass jede von uns jeden Tag alle Stunden erlebt, auch wenn wir nicht zusammen sind. Dass selbst in Australien bei Ela die Uhr läuft. Solange sie in Berlin gewohnt hat, waren wir so eng verknüpft gewesen, dass, so meinte ich zumindest, mir wenig entging in ihrem Leben. Wenn ich jetzt an Ela denke, quetscht es mir das Herz. Sie fehlt mir so reißend, wie nur eine geliebte und abhandengekommene Freundin fehlen kann. Wir hatten immer zusammengeklebt wie die zwei Komponenten eines Tapetenleims. Das war nicht selbstverständlich: Viele Freundinnen waren mir in den Jahren verschüttgegangen. Manche wuchsen in andere Richtungen als ich, und erschreckend viele versanken in ihren jeweiligen Beziehungen: Irgendwann war ich um jeden ihrer Liebeskummer froh, weil er sie zu mir zurückspülte.

»Siehst du eigentlich grad jemanden?« Was für eine gute geflüsterte Frage! Leider schiebe ich noch ein »… ne gute Lady?« hinterher, so dass Mercedes die Augen zusammenkneift. Vielleicht ist ihr aber auch nur schwindelig. Mein Herz pocht, wir reden nie über so was, aber ich möchte das, ganz dringend, und deswegen fange ich jetzt damit an, denn Matis Kopf liegt schwer auf Mercedes' Unterarm – ich kann ihre Achseln sehen, fein getrimmte Haare –, und sie kann nicht fort. Leider ist die Antwort denkbar knapp:

»Nein.«

Aber dann kommt, nach einer Pause, spärlich, aber ehrlich noch ein zweites Wort, ein hingehaltener Halm:

»Du?«

Ich blinzle. Runzle die Stirn:

»'ne Lady? Grad nicht, nein.«

»Wirklich?«

»Na ja, da läuft schon so etwas, eher alibimäßig«, rutscht es mir raus.

»Alibi?«

»Ach, du weißt schon. So ein *Fling*. Um die Kurzarbeit zu überbrücken«, flüstere ich, und geflüstert kommt das weniger lässig rüber, als ich das will. Das Manöver aber funktioniert, wir reden jetzt nicht mehr über Ladys und Alibis, sondern über, mal wieder, die Arbeit.

»Habt ihr nicht das Loft für die Kurse?«

»Hatten.«

»Scheiße.«

»Mhm. Na ja, ist nicht mein Bier. Und entlassen dürfen sie mich momentan nicht. Aber it makes you think, weißt du.«

»Mh. Brauchst du Geld?«

Und plötzlich dreht sich das Gespräch um mich, wir sitzen wieder vorm Kreißsaal, und Mercedes' Brauen fragen, ob das, was ich tue, Zukunft hat. Warum können wir zwei nicht einmal im gleichen Zeit-Raum-Kontinuum bleiben? Mir wird schwindlig, ich kneife die Augen und gurgle: »Mir ist schlecht.«

32 und 48 mussten wir werden, damit meine ältere Schwester mir beim Kotzen die Haare aus dem Gesicht hält. »Ich habe mich lange nicht mehr so abgeschossen, dass es fürs Übergeben gelangt hat«, sage ich, während ich den Mund mit zittrigem Handrücken abwische und auf den orange-nassen Snack-Mix in der Kloschüssel schaue. Mercedes hockt neben mir am Badewannenrand

und legt mir einen kalten Lappen in den Nacken, dass mir ein Kieksen entfährt. Sie lacht. Ein bisschen gehässig, aber auch ein bisschen warm.

Ich bleibe auf dem Boden und lehne mich an die Wand, wir schauen uns an, ich würde wirklich gern rauchen jetzt, aber blase mir nur eine Strähne aus dem Gesicht. Mercedes mustert mich wie ein unbekanntes Flugobjekt, weniger wie eine Rakete, eher wie eine Motte, ein Krabbeltier, das sie noch nie gesehen hat.

»Was machst du jetzt? Mit der Arbeit?«

»Das fragst *du* mich?!«, entfährt es mir. Sie zuckt mit den Schultern, sie nickt, ganz unberührt, als gäbe es sie selbst gar nicht in diesem Moment:

»Du brauchst doch einen Plan.«

Auch jetzt noch ist ihre Fassade sehr gut. Fieberhaft überlege ich, wie ich sie zum Geständnis kriegen kann. Welchen entscheidenden Satz ich sagen muss. Probiere mehrere in meinem Kopf aus, alle klingen gewollt, bei allen renne ich schon mit der imaginierten Mercedes vor eine konversationstechnische Betonwand. Also seufze ich, improvisiere wie meistens:

»Ich schaue erst mal.«

»Mhm.«

»Mach nicht so MHM.«

»Ich frage mich nur, wo du hinschauen willst.«

»Ich muss sehen, was sich als Nächstes ergibt.«

»Ach ja. Lebst du so dein ganzes Leben?«

Überrascht umfasse ich meine Zehen, zähle sie einzeln ab, sind immer noch zehn, schaue ihr nicht ins Gesicht, sondern lasse mir eine Standpauke halten.

»Was soll ich machen, Cedi?«

»Cedi Cedi Cedi, nichts da. Mira, du bist über 30, du kannst jetzt nicht die ganze Zeit so weiter herumflattern. Gerade in Zeiten wie jetzt. Du brauchst etwas, das Zukunft hat.«

Bingo. Jetzt nicht die Nerven verlieren.

»Zukunft. Was macht dich da so sicher. Ich habe den Eindruck, es geht immer mehr nur noch um das Jetzt. Und ich habe schon damit zu tun, vom Gestern ins Heute zu kommen – wie soll ich da noch an Morgen denken? Und überhaupt, warum reden wir eigentlich nicht mal über *deine* Arbeit? Deine Zukunft?«

Meine Stimme schaukelt. Der Plan, das Kalkül, schon wieder fort. Mit einem Flappen sinkt der nasse Lappen in die Wanne, und die weißen, schlanken Hände meiner Schwester falten sich auf. Sie bettet ihr Gesicht darin, atmet hinein. Fauchender Atem, aus dem Hals, Ujjayi Breath, Ozeanatem nennt sich das im Yin Yoga, aber es klingt eher wie das Absinken eines Linienbusses an einer Haltestelle. Die Luft entweicht aus Mercedes wie aus den Reifen.

»Wir wissen's, Cedi.«

Das ist das erste Mal, dass Mati den von mir erdachten Spitznamen übernimmt. Stolz grinsend schau ich zu ihr hinüber. Sie lehnt in der Tür wie eine Mischung aus Timothée Chalamet und Sophia Loren, melancholisch-lässig. Weil sie sechzehn ist, hat sie keine Augenringe, und es ist ihr nicht anzusehen, wie weit sie schon ins Traumland gereist war. Mercedes' Gesicht liegt noch in ihren Händen.

»Sagst du's uns bitte?«, flüstere ich.

Und in einem Tonfall, den ich von ihr nicht kenne – ihre Pyramidennase zeigt wie ein Pfeil durch die Hände hindurch Richtung Boden, und ein Tropfen rollt an ihr hinab, fällt auf die Fliesen –, sagt sie:

»Na gut.«

# NOVEMBER

Es ist der Morgen nach der Meuterei. Draußen ist es kalt, und in mir brennt es. Der ganze Körper fühlt sich entzündet an. Beim Aufstützen im Bett quetsche ich aus Versehen Muriels Schwanz, die daraufhin quäkend unter mir weggleitet. Aber sie ist selbst noch zu müde, um das Bett ganz zu verlassen. Beim Aufrichten stößt mein Kopf sich an der Luft, es kommt mir vor, als würde ich gegen eine Decke krachen, aber da ist nichts über mir. Ein Phantomstoß.

Durch die geschlossene Zimmertür dringt das Geräusch des Mixers herein. Ich bilde mir ein, es riecht nach Kiwi, Papaya und Stangensellerie, Mercedes' neueste Obsession. Hätte sie von sich selbst vor einem Jahr wohl noch nicht gedacht, aber die Kombination verschiedener Rohkost am Morgen ist ihre aktuelle Lebensaufgabe, seit sie an meinem Geburtstag – an dem ich mich mit wesentlich mehr Alkohol weniger verkatert fühlte als heute – in sich zusammengefallen ist wie ein Haufen Mikadostäbchen. Sie wirkt erleichtert, auch wenn sie das ungern zugibt. Und jetzt kann sie ganz offen, auch vor uns, nach dem Sinn suchen oder eben nach einem Weg, die Zeit herumzubringen. Manchmal macht sie sogar einen Witz darüber, dass sie ihren Brauen und

Nägeln gerade zum ersten Mal im Leben beim Wachsen zuschauen kann.

Zum Glück kann ich momentan noch zumindest ein paar Stunden am Tag das Haus verlassen, wir rechnen jeden Moment damit, dass es wieder unmöglich wird. Aber bis dahin nehme ich es bereitwillig auf mich: den öffentlichen Personennahverkehr und die offenen Fenster im Klassenzimmer. In meiner neuen Klasse weiß bis jetzt niemand, wie die untere Hälfte meines Gesichtes aussieht. Immerhin fordert mich der Unterricht so wenig, dass ich auf dem zweiten Blatt im Spiralblock meine Fadenweltbeiträge planen kann. Das heißt: konnte. Bis jetzt. Diese zweite Seite im Block ist seit heute Nacht obsolet.

Ich hatte mit der Meuterei eigentlich schon eine Weile gerechnet. Schon länger gab es Unstimmigkeiten auf dem Server – man stelle sich das vor, rund dreißig Leute schreiben gemeinsam an einer Geschichte. Das war überraschend viele Jahre gutgegangen.

Als ich mit 13 über das Rollenspiel gestolpert war, auf der Suche nach Malvorlagen für eine dieser langweiligen Aufgaben im Kunstunterricht, hatte ich das Bild entdeckt. Ich weiß gar nicht, wer es gezeichnet hatte: Imposant stach die Himmelsgaleere in die Wolken, ein Schiffsbauch aus hellem Holz mit monochrom blauen Segeln und einer Takelage wie Spinnenweben, schillernd und hauchdünn. Schnell ließ sich nachverfolgen, wo dieses Schiff segelte. Ich beantragte eine Leserolle. Die ersten Wochen durchforstete ich fast zehn

Jahre Postings. Angefangen hatte das schon 2007, als YouTube gerade zwei Jahre alt war, das erste iPhone, dick wie eine Hörspielkassette, als futuristisch galt und das state of the art Betriebssystem Windows Vista hieß. Als ich gerade das Alphabet lernte, schwebte die Aero Antoinette schon *per aspera ad astram*, das stand damals noch auf ihren Segeln, durch die Texte auf diesem Server.

Ich hatte Fantasyromane nie gemocht, und von so Stahl-und-Chrom-Science-Fiction war ich auch nie angetan gewesen. Aber die Fadenwelt war anders, ungreifbar schwebte sie im Äther zwischen der Planetenoberfläche und dem All, tanzte auf einer dünnen Membran, wo Himmelsschiffe die Wetter durch Atmosphären zogen und völlig unvorhersehbare Flotten diverser Wesen die Verantwortung für den Verlauf der Tage hatten. Als Maat, wusste ich, würde ich anheuern müssen, das war die freie Rolle. Ich hielt das nicht für einen Dienstgrad, sondern für einen Namen, und fand es auch deshalb lustig, weil das Wort meinem Vornamen so ähnlich war. Matea wird der Maat. Natürlich ein Typ, ein Hirschmensch genau genommen, ein sehniger Männerkörper mit zartem Flaum als Fell an den Ellen und Schienbeinen, einem sehr länglichen Gesicht, großen dunklen Augen und einer nicht zu knappen Geweihkrone, die nicht nur Eindruck schinden, sondern auch für komische Momente sorgen konnte – wenn der Maat versuchte, durch die niedrigen Schiffstüren im Unterdeck zu gehen etwa, oder sich in der Takelage verhedderte. Warum er mir so klar vor Augen war, so schnell – keine Ahnung. Es ist mir noch nie schwergefallen, mir Dinge auszudenken. Mone und ich haben das viel gemacht, zum Einschlafen: uns Figuren ersponnen und ihre Geschichte. Wir hatten ein ganzes Arsenal, allesamt mit wilden Namen, das Klitterkäuzchen und die Ährenamsel, der Sauerstorch – mit verrückten Vögeln fing es wohl an. Weil ich fragte, wer da sang draußen, während sie mich zum Liegenbleiben überredet hatte, und Mone von Vögeln nichts verstand und deswegen improvisierte. Und ihre Antworten gefielen mir besser als die Wirklichkeit.

Will ich mich heute erinnern, woher der Maat kam, meine ich, dass ich von diesem Hirschkapitän geträumt habe. Ich wusste gleich: Der Maat würde sich in die Crew fügen und schnell aufsteigen, so eine Dammwildperson hinterlässt Eindruck, mit Federhaaren an den Ohren, geschickt und vorsichtig, wendig und wach. Der Maat machte sich beliebt mit Eleganz und gelegentlichen Missgeschicken und bekam so ganz schnell das Vertrauen aller übrigen Member.

Die Codes der farbigen Schrift waren beim Lesen recht schnell entschlüsselt. Eine Schriftfarbe benannte den Sub-Channel, den genauen Ort also, an dem man sich befand. Was sich im Schiffsbauch abspielte, blieb violett, Achtern war alles grasgrün gehalten, um die Galionsfigur, eine schielende Geierwalli, war alles in hot pink gefärbt, und wer sich gerade im Horst befand, um Ausschau nach Wolkenbergen und anderen semipermeablen Inseln im Äther zu halten, der schrieb in taubenblau.

Es gab kaum Aufgaben, keine großen Quests, an denen wir arbeiteten, sogar Rätsel waren eher selten. Es gab kein Regelwerk und keine eigene Sprache, in die man sich einarbeiten hätte müssen. Es gab nur diese Orte, die Satz für Satz geschrieben worden waren. Aber da die Galeere partiell ihre Gestalt wandeln konnte, war selbst das, was einmal erzählt worden war, mehr Legende als Fakt: Die Wände konnten sich verschieben, Türen konnten sich plötzlich zeigen, sich bestimmten Besuchern öffnen und anderen verschließen. Die Kajüte des Kapitäns konnte in einem Moment prunkvoll und marmorn sein, und schon beim Wechsel zum Nachfolger konnte sie ihm die magische Zunge rausstrecken und sich als Loch herausstellen, dunkel, kalt und feucht. Das Schiff hatte Humor. Es war ein Ort unendlicher Möglichkeiten, und mich interessierte noch nicht einmal, wohin wir unterwegs waren. Das Geschehen im Jetzt, an und unter Deck, war das Spannende. Morgens, gleich nach dem Aufwachen, las ich die nächtlichen Posts nach. In den Schulpausen verfolgte ich die plätschernden Aktivitäten an den Werktagen, und abends bestanden meine Stunden nur aus Lesen und Schreiben. Wenn ich träumte, träumte ich neue Wendungen und plante Festlichkeiten, kleinere Events, Detouren, Spin-Offs sozusagen. Der schweigsame Maat war mittlerweile stattlich geworden, trug ein aufwendig geschmücktes Geweih auf dem Kopf, in dem sich zuweilen kleine Wölkchen verfingen. Er fürchtete noch immer die Blitze am meisten, die lautlosen Plötzlichkeiten, alles, was keinen Lärm machte, alles Unabsehbare.

Er war mit den Jahren erwachsen geworden, klüger, seine Fähigkeiten hatten sich vervielfacht, aber wir alle wussten: Er würde niemals ein mutiger Anführer sein. Andererseits, wer interessierte sich schon für mutige Anführer? Das waren die langweiligsten Figuren. Sie waren nicht um die Ecke gedacht und konnten deshalb auch selber nicht um die Ecke denken. In diesen Zeiten im Äther brauchte es Köpfchen und Diplomatie, und so war er Anfang des Jahres zum ersten Mal Kapitän gewesen. »Kapitän mit Gehörn und Gehirn«, hatte Phiri gewitzelt, denn der Hut passte ihm nicht, und in der Kajüte standen all diese Gegenstände von vorangegangenen Kapitänen, die er nicht benutzen konnte, weil sie für Paarhufer nicht ausgelegt waren. Whiskeyflaschen, Dekantierer, eine Schreibfeder, immer wieder die Running Gags, wenn Kapitän Maat versuchte, sein Logbuch zu führen, zuletzt diktierte er es der Ratte, die eilfertig in eine Art dampfbetriebene Schreibmaschine tippen konnte, indem sie von einem Buchstaben auf den nächsten sprang.

Man musste eigentlich sechzehn sein, um sich anzumelden, weswegen ich nie zu einem Treffen hatte gehen können, drei Jahre lang hatte ich die Fotos angesehen und Entschuldigungen erfunden, warum der Maat nicht würde teilnehmen können. Dabei machte ich mir immer Sorgen darum, sie könnten mein richtiges Alter erfahren, und kam nie auf die Idee, dass es ein Problem sein könnte, dass hinter dem Maat ein Mädchen steckte.

In den letzten Monaten hatte es Reibereien gegeben, was den Kurs betraf. Manchen reichte das ewige Tageintagaus nicht mehr. Die Wetter wurden immer wilder und katastrophaler, in der Atmosphäre taten sich Löcher auf, und die Temperatur stieg und stieg. Eine Katastrophe wanzte sich in unsere Welt zwischen All und Erde, immer mehr von uns rissen aus, setzten sich ab auf alternative Server, transferierten ihre Figuren in völlig neue Welten, manche gingen freiwillig sogar über die Planke. Und gestern Nacht spaltete sich die Gruppe endgültig. Einige waren in den Norden aufgebrochen, andere in den Süden, und von jetzt auf gleich hatte die Leitung des Servers das Spiel für beendet erklärt. Noch 24 Stunden würden wir haben, um Text zu sichern, dann würden wir getrennte Wege gehen. Phiri warf sich dramatisch aus dem Krähennest, krachte einmal mit dem Gesicht, Schnabel voraus, gegen die Reling und stürzte dann hinab in Richtung der Wüste Bogi. Der Name war nach wenigen Sekunden grau hinterlegt, die Figur schon deaktiviert. Ich hatte das Spiel sukzessive gespeichert, an jedem vorletzten Tag eines Monats hatte ich die Posts der vergangenen dreißig Tage mit Str+C und V in ein Dokument abgelegt, das sich automatisch duplizierte, und die Dubletten dann an verschiedene Mailadressen versandt.

Der Maat hatte schon lange gewittert, dass die Unstimmigkeiten zu groß wurden, immer mal wieder gab es Uneinigkeiten darüber, welche Richtung erzählerisch einzuschlagen wäre, wohin uns das alles führen würde. Dabei war die Galeere fast ein Jahrzehnt lang durch den Äther getrieben ohne ein konkretes Ziel, das nun plötzlich eingefordert worden war. Und je mehr ich darüber nachgedacht hatte, umso mehr war mir klargeworden, dass der Wunsch nach einem Ziel vor allem eines war: der Wunsch nach einem Ende.

Ich suche nach einem Paar gleich langer Socken. Schiebe mich in Jeans, zu rau, schiebe mich in Jogginghosen, zu bequem, pelle mir dann eine von Mones weichen Kaschmirleggins über die Beine. Über dem Stuhl hängt noch der Kapuzenpulli, in dem ich die Nacht zugebracht habe vor den knappen anderthalb Stunden Schlaf. So riecht er auch. Mir gerade recht. Da bin ich Muriel sehr ähnlich, der Eigengeruch ist irgendwie beruhigend. In der Bauchtasche finde ich knisterndes Schokoladenpapier. Mir ist übel. Als ich die Tür öffne, haut der Selleriegeruch mich fast wieder um.

Ich husche an der Küche vorbei, aber Mercedes ist vertieft in *Sein und Streit*, wo gerade eine Person mit sehr tiefer Stimme erstaunlich ausfallend wird für diese frühe Stunde und den Deutschlandfunk. Mercedes schnaubt dabei immer wieder amüsiert, aber ich glaube, dass sie das meiste, was in der Sendung diskutiert wird, nicht versteht. Ich gehe zwei Schritte zurück und beobachte sie. Auf dem Herd steht ein Haferschleim, den sie wirklich sehr gut meint, und ich will etwas sagen, aber als sie zufällig aufschaut, werden ihre Pupillen klein und ihre Augen weit und hell. »Ab ins Bad, bist du noch nicht fertig? Es ist Ersatzverkehr!«

»*Budet budet*«, fällt es mir aus dem Mund, wie mir das manchmal passiert, solche Mone-Sätze zu sagen, gerade diesen Mone-Satz, der in einer Reihe steht mit *sterpitsja, sljubitsja* und mit diesem Spruch mit dem Spatz, an den ich mich nicht erinnere. Wie schlecht es ihr auch ging, diese Reste aus dem Russischunterricht hingen immer noch als magere Witze in ihrem Rachen, wenn sie sie mit tiefer Stimme raunte. Diese Sprüche waren auch zuletzt noch ein Funke, der hin und wieder über ihr Gesicht sprang. Da schien sie kurz auf, und man erinnerte sich, dass sie noch lebte.

Eine depressive Mutter zu haben ist als Erzählung nicht mehr besonders originell. Sie sind überall, die weinenden grauen Leute im Fernsehen oder die Bücher aus der Perspektive von PKs, psychisch Kranken. Ganz toll, wie man sich so einem bipolaren Künstler plötzlich ultranahe fühlt und die krankhafte Schwermut versteht, die Lähmungen, das Herzrasen. Beeindruckend, wie diese junge Frau sich durchsetzt gegen ihre Beeinträchtigung, der Wahnsinn, vielleicht wäre sie gar nicht so genial, wäre sie *gesund.*

Aber tatsächlich begreift kaum jemand, wie es ist, direkt daneben zu sitzen, daneben existieren zu müssen. Hinterbliebene zu Lebzeiten. Wenn man spürt, wie die Kraft aus einem rauswabert und in einen anderen Körper hinein, aber wie sie da gar nicht ankommt, sondern durchfließt oder vielleicht in ihr drin von einem unersättlichen Loch verschluckt wird, ohne dass sich eine Veränderung zeigt. Die Energie verschwindet unausgespielt, untransformiert, steht manchmal dann noch als Spannung im Raum, als Erwartungshaltung, und alle sind unglücklich: die Mutter, weil sie sich nicht freuen kann, und das Kind, weil es keine Freude erzeugen kann, wie sehr es sich auch bemüht. Ob es jongliert und Grimassen schneidet, ob es gute Noten schreibt oder Hefezöpfe backt oder Pokale gewinnt.

Das Kind wird nichts ändern, weil es schon für den Urzustand nichts kann, überhaupt nichts konnte. *Für Depressionen kann niemand was,* das stimmt so nicht, eine Menge Leute können was dafür. Weil Depressionen ja nicht uns allen passieren und nicht bei allen gleich aussehen und ausgehen, und das hat viele Gründe, und ein paar davon sind vielleicht, wie sehr man sich noch zu lieben bereit ist. Wie sehr man gewillt ist, sich selbst zu bemuttern. Sich auszuhalten. *Regretting motherhood,* das gibt es schon als Hashtag, aber wo ist eigentlich *regretting yourself*. Ob man es aushalten kann oder nicht: Sich selbst verneinen bleibt ein Tabu. Wenn man erwacht in finsterer Einöde, egal, wie hell und leuchtend die Sonne einen blendet. Das macht man nicht, da redet man nicht drüber, führ dein Dankbarkeitstagebuch und zähl die Privilegien, und wenn du fünfzig Mal das Zimmer händeringend auf und ab gegangen bist und wenn du alle Seiten im Tagebuch voll hast und immer noch nichts fühlst, dann fang halt noch mal von vorne an.

Ich weiß nicht, wie es besser gewesen wäre, wie Mone sich vielleicht hätte benehmen sollen. Ich weiß nur, wie es eben war. Ich weiß, wie sich die Stille angefühlt hat, wenn sie bis 17 Uhr schlief, ich erinnere mich an das Geräusch des Fernsehers, wenn ich nach Hause kam und wenn ich wieder ging. Ich erinnere mich daran, wie ich den Weg durch die Wohnung immer schneller zurücklegte.

Jeden Nachmittag zur Tür rein, Schuhe abtreten, kurz hallo rufen, laut genug, dass es nicht als heimliche Heimkehr gelten kann, und unauffällig genug, dass man nicht in eine schleppende Konversation verwickelt wird, auf die eigentlich keine Partei Lust hat. Einen Blick werfen durch den Türbogen ins Wohnzimmer: Da ist sie noch, ja, sie sitzt da, ja, ihre Brille auf, ja, eine Tasse in der Hand, wahrscheinlich leer, aber gut genug für mich. Und dann Muriel unter den Arm klemmen und ab ins Zimmer und an den Rechner und an manchen Tagen die Decke dabei über dem Kopf.

Das Mädchen in der S-Bahn schneidet sich mit dem Küchenmesser kleine Kreisel aus dem Arm. Niemand sagt etwas. Wir stehen in der Bahn, die träge zwischen den zwei Haltestellen pendelt, bevor wir uns in Busse begeben müssen, alle auf Abstand und sie mittendrin. Unter den Kopfhörern und hinter den Masken sind wir sicher, wir müssen nicht da sein, schliddern an unserer Gegenwart vorbei. Sie kann nicht verschwinden im Gedränge, weil es kein Gedränge und keine Menge mehr gibt. Und trotzdem ist sie durch die Gedankenwände der anderen fast unsichtbar. Sie ist ein Fleck an der Brille, eine Mücke im Zimmer. Ich stehe da, höre meinen endlosen Loop, gerade frisch gestartet, *she felt comatose waiting for this thing to grow / she's impatient 'cause she wants it now and so it shows,* und sehe dem Mädchen zu. Wie sie das Messer im Arm dreht, smooth, aus dem Handgelenk, sehe ihre dreckigen Fingernägel, sehe ihre klebrigen Wimpern flattern, schwer vom Mascara. Ich sehe die Messerspitze im olivfarbenen Unterarm.

Suizidalität hat nach dem Lehrbuch sechs Phasen. Ganz vorn steht die Schwächung. Die kann von einer Depression kommen, die wiederum von anderen Belastungen herrührt, von Traumata, Existenzängsten, einem schwerwiegenden Verlust. Von einem Erlebnis, das die eigene Legitimation in Frage stellt, ein sogenannter *schlechter Zustand*. Es ist schwer, so einen schlechten Zustand zu erkennen, wenn man nicht Bescheid weiß. Ich finde am einfachsten, es zu verstehen, wenn man sich vergleicht mit dem, was man lieber wäre. Wäre ich lieber eine der Obama-Töchter, wäre ich lieber Astro-Insa, wäre ich lieber Billie Eilish, dann ist das nicht weiter bedenklich. Auch die Maus im Gleisbett sein zu wollen, die zwischen den Steinen hindurchflitzt und den Schienen, hat noch ein niedliches Moment. Denn die Maus ist zwar klein, aber die Welt um sie groß und sie deshalb frei. Die Züge rasen über sie hinweg, und sie bleibt am Leben und schlüpft durch Löcher, die wir kaum erahnen können im Dunkeln.

Aber wenn man anfängt, neidisch auf alles zu sein, was einwandslos in der Welt steht. Wenn man gern ein Ampellicht wäre, ein Skelett oder Sand. Wenn man sich so wohl fühlt wie ein Fisch im Eis. Dann fängt er an, dieser *schlechte Zustand*.

*She can't be bothered by the ties that bind her / she's united when it strangles everything it holds.*

Insgeheim hatte ich mir schon eine Weile gewünscht, dass Mone gehen würde. Die Mone, von der Mira schwärmt, habe ich nie kennengelernt. Ich weiß nicht, wie sie gerochen hat. Sie war geruchlos und durchsichtig geworden, träge und schwer entzündlich wie der Abspalter von einem Aldehyd. Ich lernte gerade Redoxzahlen, als sie das letzte Mal in der Klinik lag. Sie war immer selbst gegangen, zwischenzeitlich gependelt, hinein, hinaus, Tagesklinik. Sie hat sich nie gesträubt, wir haben nie warten müssen, bis sie sich oder wem anders etwas angetan hat und wir ihre Ärztin rufen mussten. Sie war sich bewusst gewesen: Es geht mir nicht gut, und es gibt dieses Prozedere, und das befolge ich. Immer wieder packte sie ihre Sachen. Irgendwann war es einfach nur eine kleine Sporttasche, in der schon alles steckte:

»Das ist wie bei einer Schwangeren kurz vor der Niederkunft, Mati. Da packt man auch alles Wichtige in eine Tasche, und die wartet dann neben der Tür. Die behalten wir jetzt einfach hier, die stellen wir neben den Eingang, und ich muss sie nicht mehr suchen, also räum sie bitte nicht auf.«

Ich erinnere mich daran, wie ich sie das erste Mal verletzte. Ich muss ungefähr vier gewesen sein, und es war kurz vor Weihnachten. Ein Weihnachten ohne Mercedes, wieso genau, weiß ich nicht. Mich interessierte an Weihnachten vor allem, dass es Vanillegipfel gab, »-kipferl«, korrigierte Mira immer gleich amüsiert, und ich zuckte mit den Schultern, weil wir auf dem platten Land wohnten und ich sowieso nicht genau wusste, was Gipfel oder Kipferl denn nun sein sollten. Bei uns gab es nur Hügel und Mulden und einen See.

Ich weiß noch, dass der Mixer eigentlich ein bisschen zu schwer für mich war. Giftig orange war er, dieses Müllabfuhrorange, wie alle von Mones alten Küchengeräten, die immer auch ein bisschen nach verbranntem Kabel rochen. Und in einer unachtsamen Sekunde verdrehten sich die Knetarme voll klebrigem Teig, weil mir der Mixer abrutschte, und nahmen eine Strähne meiner Mutter, die über mir stand und Puderzucker siebte, mit. So schnell konnte man gar nicht schauen, da verquirlten sich die graublonden Locken mit den Stäben wie beim Spaghettiessen, und Mone schrie laut auf und dann mich an, dann flog der Mixer runter und hinterließ eine Delle auf der Tischplatte mit ein paar feinen Rissen. Ich legte später eines der weißen Häkeldeckchen von Omi darüber, und Mone lachte laut und sagte, das wäre ja noch schöner, und gab die Delle wieder der Öffentlichkeit preis. Die Stelle am Kopf rieb sie sich noch lange, obwohl die Locken sie verbargen, und auf meine Entschuldigungen hatte sie gemurmelt, es sei schon gut, auf diese Art, die transportierte, dass es nicht »schon gut« war. *Well that can happen when you leave things to a little girl.*

Der dritte Hautzylinder fällt zu Boden. Unaussprechlich sieht das aus, wie er da hinpurzelt und schon im Dreck verschwindet. Wie der Arm in der Luft hängt, mit hochgekrempeltem Pulli. Die Haut in den kleinen ausgeschnittenen Kratern ist ein bisschen heller. Sie macht das geschickt, so dass nichts blutet, aber durch die oberen Hautschichten dringt sie ohne weiteres durch. Die Kapuze ist vom Kopf gerutscht. Sie hat lange schwarze Haare. Eine Ohrspitze schaut durch den dichten Vorhang, und ich kann sehen, dass sie keine Kopfhörer trägt. Und dann treffen sich unsere Blicke – als hätte sie gespürt, dass ich ihr Ohr anschaue. Andere anschauen, das habe ich schon gelernt, das geht nicht in der Stadt. Das macht man hier nicht, das ist fast ein Affront, vor allem, wenn man nicht nett lächelt, vor allem als Frau, und es ist schwierig mit der Maske, man kann nie genau sagen: Ist sie mir freundlich gesinnt oder stiert sie mich böse an, hat sie ihre Brille vergessen oder ist sie müde. Meine Körpersprache zu lesen ist schwierig, denn was meinen Körper betrifft, bin ich meistens stumm. Das Mädchen hat Untertassenaugen, groß und hellblau und rund, die Pupillen klein, weil der Tag wolkig und das Licht weiß ist. *She's looking through the wrong end.*

Die zweite Phase der Suizidalität ist die Schmerzphase. Das heißt nicht: Kopfweh, Bauchweh, so eine Sache, die man einfach verstehen oder lokalisieren kann. Mental pain hat keinen Ort, sie ist in jeder Zelle, *jede Zelle, an jeder Stelle* –

Der Schmerz ist nicht ortbar und reagiert nicht auf Ibuprofen und nicht aufs Kneifen in den Arm. Er ist stark, und er verzerrt die Sicht.

Aus dem Augenwinkel sehe ich die Telefone der anderen Passagiere und bin neidisch, wie sie alle in ihren virtuellen Welten abhängen, immer nur am Handy, diese Boomer. Ich versuche, in meinen Kopf zu gehen, denke an Kapitän Maat mit dem Hirschgeweih. Denke an die letzten Stunden auf der Aero Antoinette und sehe ihn auf seiner Galeere, die er kaum gesteuert bekommt, so ganz allein. Einzig in der Luft wirbeln noch zwei, drei von Phiris kleinen blauschwarzen Federn, denn Phiri ist immer in der Mauser. War.

Die Haltestellenanzeige führt auch eine digitale Uhr auf, noch sieben Stunden ist der Server online, dann ist es aus, und der Maat steht noch immer allein an Deck. Die Übelkeit steigt wieder in mir hoch, und zum ersten Mal nach Jahren drehe ich mich von der Fadenwelt weg und lenke mich ab mit der, igitt, Realität.

Sie schneidet sich gerade blind den vierten Kegel aus der Haut. Das Küchenmesser ist sicher das zweitgrößte im Block, vielleicht aber auch das einzige, das sie hat, es wirkt eher billig, so ein Euroshopmesser.

Die dritte Phase ist die Handlungsphase. Die Reise in den Selbstmord ist gebucht. Oft klaren die betroffenen Personen wieder auf, etwas schimmert durch, der Glanz des Entschlusses. Sie haben so ein Leuchten. Sie tanzen auf dem Rand eines Vulkans. Sie pfeifen leise vor sich hin, und was sie tun müssen, machen sie beherzt, weil sie wissen: Sie machen alles zum letzten Mal. Sie sind in dieser Zeit eine gute Gesellschaft. Es ist schön, diese Momente mit ihnen zu teilen, weil sie jeden Atemzug wahrnehmen, sehr im Jetzt sind. Nur in die Augen sehen kann man ihnen nicht. Wer blinzelt, wegschaut, mit zugekniffenen Lidern lächelt, der ist so weit. Und wer dem Blick nicht ausweicht, der hat sich noch nicht wirklich entschlossen. *She's looking through the wrong end of the telescope.*

»Hey«, sag ich.

»Hey«, sagt sie.

»Wie gehts.«

»Schlecht.«

»Ja. Sehe ich. Kein guter Tag?«

»Keine gute Woche.«

»Kein gutes Jahr. Kennst du *Friends*?«

»Hm?«

»Nicht so wichtig. Ist so eine alte Serie.«

Sie kichert. Dann sagt sie:

»Ich will sterben.«

»Mhm.«

Es enttäuscht sie sichtlich, wie unbeeindruckt ich bin.

»Wirklich.«

»Ja, klar wirklich.«

»Ich mein es ernst.«

Ich nicke. Sie darf nicht denken, dass ich ihr nicht glaube. Wenn man in unserem Alter ist, wird man nie ernst genommen, die Leute schauen uns an, ihr Blick verklärt, und dann reden sie – höchstens – mit ihrem eigenen sechzehnjährigen Selbst anstatt mit uns.

»Sehe ich. Dass du's ernst meinst. Ich kenn diese schlechten Tage.«

»Wirklich?«

Auf einmal in ihrem Gesicht: Farbe. Die Kopfhörer liegen eng und schwer um meinen Hals, ich ziehe sie ab und stecke sie wie einen übergroßen Armreif an mein Handgelenk. Das Mädchen sieht mir aufmerksam zu. Zum Glück trage ich Hosen für Jungs, in denen genug Platz ist, und muss nicht umständlich in meinem Rucksack kramen. Ich ziehe langsam das Telefon aus meiner Hosentasche.

»Kannst du mit niemandem reden?«

»Nee. Es hört keiner hin«, sagt sie ein bisschen zu schnell, und weil ich nichts darauf antworte und weil sie vielleicht befürchtet, ich könnte gleich weg sein, schiebt sie nach, die Messerspitze auf ihrem weichen Unterarm drehend:

»Was machst du heute so?«

»Schule. Du nicht?«

»Nee. Was machst du danach?«

»Da fahr ich in den Wald.«

»Wald? Hier?«

Wir fahren gerade den Kurfürstendamm hinunter.

»Na ja, Grunewald.«

»Oh.«

»Und da erschieß ich mich.«

Dann prusten wir beide.

»Nee, Scherz. Treffe da Leute.«

Das Wort Familie ist natürlich zu vermeiden.

»Verstehe.«

»Tut mir leid, ich bin keine Therapeutin. Aber …«

Ich wische, suche, tippe, komm schon, dummes öffentliches W-Lan, einmal logge ich mich ein, du hast diese eine Chance, wir brauchen dich jetzt. Dämlicher Hotspot.

»Hier, Krisendienst. Kennst du? Die sind ganz gut.«

»Echt?«

Ihre Ohrspitzen scheinen ein wenig zu hängen, aber vielleicht ist das auch nur wegen der Maske.

»Gib denen mal ne Chance. Sag ihnen einfach, was du mir sagst: Will sterben, dies das. Dann gibt's erst mal nen Kaffee und paar Kekse, und die müssen dir zuhören. Die müssen dir glauben.«

Ich grinse. Sie grinst auch, wir können das plötzlich auch mit Maske sehr genau erkennen.

»Cooles Messer haste.«

Verschämt lacht sie und schiebt es in ihren Rucksack, ohne dass man sie darum bitten muss. Auch den Pulliärmel zieht sie vorsichtig nach unten. Die Fleischkrater sehen zwar gruselig aus, sind aber flach, da blutet noch immer nichts.

»Krisendienst also?«

Ich suche ihr die Verbindung raus. Ich buche online einen Termin. Zack.

»Hier. Vierzehn Uhr. Das ist der Name der Therapeutin.«

»Und so einfach geht das?«

»Nicht immer, aber das ist wie in der Notaufnahme.«

Sie sieht mich irritiert an.

»Na, wenn du in der Notaufnahme schnell drankommen willst, sagst du, du kriegst keine Luft. Wenn du bei der Therapie drankommen willst, dann sagst du, du willst sterben. Ist todsicher.«

Wir lachen.

»Ach so, und wenn du nachts anrufst, dann immer kurz nach der vollen Stunde. Immer zu den ungeraden Zahlen.«

»Ungerade …?«

»Na, halt 21 Uhr, 23, oder dann 1. Alle zwei Stunden haben die Schichtwechsel.«

Wenn etwas unnütz ist, während man sich gerade umbringen will, dann ein Telefonat mit jemandem, der eigentlich gleich Feierabend machen wollte.

»Wie *alman.*«

Ich zucke mit den Schultern, aber unter der Maske grinse ich breit.

Stummes Ertragen, stark sein. Das ist erwünscht. Und das wird belohnt. Dabei sind Härte und Stärke in Wirklichkeit Zeichen des Todes. Dabei ist schwach und schmiegsam, was lebt. Dabei ist offen leiden notwendig. Notfalls schneidet man sich Zylinder aus dem Arm und zeigt auf die Schmerzpunkte. Zeigt die Eingänge in einen rein. Zeigt den Zugang. Die Anschlüsse, die Schnittstellen. Und zeigt, dass man sich innendrin leer fühlt oder übervoll. Weiß man ja nicht genau, bei so einem Loch. Wenn wir uns reinstürzen, sieht es aus wie ein Abgrund und fühlt sich auch so an. Drücken wir uns aber an der Wand entlang die Spirale hinab, ist es vielleicht kein Loch, sondern ein Treppenhaus, aber ohne Geländer, also Vorsicht. Dann geht es, dann kann man manchmal ganz weit kommen.

Die vierte Phase der Suizidalität ist die *finale Ambivalenz*. Viele Leute gehen auf den Bahnsteig, Abend für Abend, Morgen für Morgen, ohne sich vor den Zug zu werfen. Die Bahnen fahren rein in den Bahnhof, raus aus dem Bahnhof, und nichts geschieht. Manche verbringen den ganzen Tag auf der Brücke, ohne zu springen, und andere lassen die Rezepte für Medikamente verfallen. Und dann warten sie bis zum nächsten Quartal, bis zur nächsten Verschreibung.

Oder sie drehen sich endgültig um. Dann wird die fünfte Phase nie erreicht. Und obwohl der Entschluss ganz feststand, ist er vom Tisch. Vielleicht hat schon das Gefühl gereicht, da gewesen zu sein, ganz am Rand, kurz vor dem Ende. Mal runtergeguckt zu haben, vielleicht runtergespuckt. Gelauscht zu haben, wann die Spucke aufkommt oder der kleine Stein, den man geworfen hat. *She's looking through the wrong end of the telescope / turn it around.*

Ich möchte gar nicht wissen, wie das Mädchen heißt, als wir uns am Pendelbahnhof verabschieden. Ich gebe ihr das Telefon zurück, mit der eingespeicherten Nummer und den Daten für ihren Termin. Ich begleite sie schweigend bis zu ihrer Haltestelle, aber ich warte nicht, bis der Bus kommt. Etwas zieht mich fort, ich weiß schlagartig, dass ich ihr auf keinen Fall hinterhergucken will. Ich nicke ihr zu, sie winkt so lässig, als wären wir gerade gemeinsam im Kino gewesen, und ich muss weiter.

Am Nachmittag sitze ich im letzten Waggon, wie verabredet steigen auch die anderen beiden dort zu, am gleichen Bahnhof, als würden sie gerade erst durch die Kulisse die Bühne betreten. Schauen mich an, fragen nach der Schule.

»Hast du eigentlich eine Freundin gefunden?«

»Natürlich nicht«, sage ich so abfällig wie eben möglich, enttäuscht über den Mangel an Originalität. Das ist hier keine Fernsehserie, *das Leben ist keine Schmonzette!* Aber je erwachsener man wird, desto mehr redet man in diesen Phrasen, da fällt man so rein, wenn man nicht aufpasst. Und wenn man nicht Mone heißt. Mira guckt ein bisschen besorgt – vor allem, weil sie denkt, dass sie besorgt schauen soll. Mercedes schaut ein bisschen amüsiert, lehnt sich zurück und sagt in sehr tiefem Tonfall und mit einem Blick, der meinen Herzschlag angenehm ruhig macht:

*»Budet budet.«*

Auch am Waldrand – oder was man in Berlin so nennt – ist es laut. LKWs rauschen über die 100. In der Einöde unseres Heimatortes ist es nicht unbedingt ruhiger gewesen; im Gegenteil. Ich erinnere mich an den alten Garten, der überspross vor Grün und in dem dennoch ständig von irgendwoher ein Maschinengeräusch kam, so zuverlässig wie der Hahnenschrei, ein Dröhnen und Ackern und Knattern, dass ich irgendwann sicher war, die Natur selbst müsse mit irgendeinem Kurbelwerk betrieben werden, damit die Vögel singen und die Gräser sprießen und die Blüten blühen könnten.

Der Grunewald ist eine von diesen Illusionsmaschinen, wenn auch keine sehr gute, weil hybride: ein Stadtwald, eine Waldstadt. An einem Donnerstag streifen wir hindurch. Wir finden Pilze, versteckt unter einem modrigen Baumstamm. Wir tauchen unsere Nasen in die Lamellen und schnüffeln. Mira rät Pilzsorten, sehr leidenschaftlich schmiegt sie ihr Gesicht an die Funde und doch in genug Abstand zu den empfindlichen Schleimhäuten, und ich bestimme sie mit einer App und widerlege ihre Mutmaßungen.

Als sie gerade wieder einen Bitterröhrling für einen Steinpilz hält und ihn prüfend auf den Kopf dreht, entdeckt sie dabei drei Schnecken, die mit versiegelten Spiralenhäusern unter dem Pilz überwintert haben und die jetzt als braune Kugeln im Matsch liegen. Ich schaue sie genauer an, geh in die Hocke und schiebe sie vorsichtig etwas näher an eine größere Baumwurzel, die Windschatten spenden sollte.

»Ieh, bah! Ich hoffe, ich werd jetzt nicht als eine von denen wiedergeboren zur Strafe.«

Mira hockt sich neben mich und zieht die Nase kraus, schüttelt sich, im niedlichsten Ekel. Sie wird immer kleiner bleiben und feiner als ich, und ich wachse über sie hinaus wie so ein fetter Tintenfisch. Neben ihr, der Meerjungfrau. Mercedes steht als dunkelgrüne Seegurke neben uns, unter dem Arm eine alte und splittrige Pfifferlingskiste aus dem Supermarkt, weil sie keinen Korb hatte. Und weil sie diese abwaschbaren Textilkörbe von Tchibo aus irgendeinem Grund peinlich findet.

»Ich mag Schnecken«, bringe ich schleppend raus,

»wir haben früher manchmal Rennen mit denen gemacht.«

»In der Zinkwanne im Hof?«, fragt Mercedes, als ob sie dabei gewesen wäre, und ich nicke, und Mira nickt auch, aber sagt weiter nichts. Streckt eine Hand aus und stupst das dunkelste der drei Schneckenhausbündel an wie eine Murmel. Ich titsche ihr zur Strafe auf die Hand.

»Lässt du die wohl in Ruhe jetzt!«

»Ich wollte ja nur, dass der Herr den Damen etwas Platz schafft«, sagt Mira, zeigt noch mal auf die unterschiedlich gefärbten Bündel, und ich schüttle den Kopf und sage beim Aufstehen:

»Damen, Herren, so was gibt's doch bei Schnecken gar nicht.«

Mercedes zieht Mira sanft am Schlafittchen nach oben und dirigiert uns. »Los, ihr Schnecken, weiter geht's. Wenn wir zu lange rumstehen, holen wir uns hier den Tod.«

Wir schaffen es, uns so weit ins Geäst zu wühlen, dass wir uns allein vorkommen. Das A100-Grundrauschen ist immer noch da, wird aber vom knirschenden Gang auf frostiger Erde übertönt. Manchmal hört man einen Geist ein Lied singen. An einem kleinen See sitzt ein großer schwarzer Vogel mit gelbem Schnabel, als wäre er nicht von hier. Das Wasser sieht trüb aus, ein paar Holzstücke treiben darin, altes Laub, totes Material. Im Dreieck stehen wir am Ufer und schauen hinaus – oder hinein, denn der See ist von dichten Kiefern gesäumt. Etwas zieht sich durch unsere Brust, wie eine Angelschnur oder eine Gitarrensaite. Unter der Wasseroberfläche schwebt das Ungewisse. Mira greift in die Pfifferlingskiste und zieht eine Baumpilzscheibe und zwei kleine Fingerhüte heraus. Ihre Nägel sind auf diese gute Art dreckig, die Ränder ganz schwarz. Jede von uns bekommt einen Pilz, und sie sagt: »Die ersten drei Funde sind den Waldgeistern zu opfern.«

Wir werfen die Pilze ins Wasser, sie plitschen auf, der Vogel erschrickt und segelt vorsichtshalber weiter, an eine andere Uferstelle. Die Pilze treiben herum, ohne unterzugehen. Die Angelschnur zieht sich weiter an meinem Herzen vorbei, kitzelt noch gefährlich im Abgang. Trotzdem stehen wir noch einen Moment länger still da und spüren uns, ohne gucken zu müssen. Cedi und Miri und Mati. Das ist neu. Oder nicht?

Vielleicht sind wir keine Kirschen, auch kein anderes Steinobst oder sonst irgendwelche Früchte; weil wir immer schon Pilze sind, die scheinbar allein stehen. Doch unter den Schichten knirschender Nadeln und Erde, zwischen den Ameisenkorridoren, haben wir dieses feine Seidenhaarnetz gesponnen, das uns verbindet und das so empfindlich ist, dass wir die sachtesten Impulse der anderen spüren. Ein Fadenwerk, das man nicht sieht, das aber doch existiert und das man fühlen kann, wenn man aufmerksam dafür ist. Das einen auffängt, einen versorgt.

Ich zücke mein Telefon und will eine Notiz für den Maat hinterlegen. Aber halte in der Bewegung inne.

»Was spielst du da eigentlich die ganze Zeit? Auf dem Telefon. Am Rechner. CS? COD?«

Ich nicke anerkennend dafür, dass Mira sich diese Abkürzungen beigebracht hat. Sie hatte mit Computern noch nie viel am Hut. Es fällt ihr schwer, sich da hineinzudenken, und sie möchte doch dringend mit mir diese Sprache sprechen.

»Ich spiele nicht, ich schreibe.«

»Schreiben? So Fantasy … sachen?«

»Murks, meinst du. Fantasymurks.«

»Nein! Erzähl doch.«

»Das ist wirklich schwer zu erklären.«

Wie meistens begnügt sie sich mit dieser Antwort. Ich bin froh drum und gehe voran.

Am besten an den Waldspaziergängen mit Mone war, mich zu verlaufen und ihr zu entkommen und mir selbst, vorauszugehen, verlorenzugehen. Zum Waldläufer zu werden, im Unterholz zu Hause.

Jahrelang hatte der Maat sich nach dem Heimatwald gesehnt, nach der Lichtung, Tautropfen im sauren Gras. Auch mir war die Galeere zuletzt manchmal auf die Nerven gegangen. Die Limitiertheit, trotz ihrer Gestaltwandlerei. Irgendwann hatte sie sich in alles einmal verwandelt. Und jetzt würde ich ziemlich viel geben, um noch einmal eine Nacht lang zu posten. Noch mal die Takelage rauf, noch mal Land in Sicht, noch ein Unwetter, noch ein seekranker Neuling, den es nicht länger als ein paar Tage auf dem Schiff hält, bis er zu lange offline ist und die Figur gelöscht wird, die Spielerin dahinter verschwindet, auf Nimmerwiedersehen. Und natürlich kann ich zurückkehren, kann die alten Abenteuer lesen.

Ich habe schon damit angefangen, bei meinem Eintritt in die Crew. Aber je länger der Posting-Stopp her ist, das Eingabefeld grau hinterlegt, in das man seine Texte reinkopierte, desto stärker liest sich jeder Satz auf unser aller Ende hin. Als wäre alles nur zugelaufen auf den Untergang der Aero Antoinette. All unsere wilden Schleifen, die Handlung ohne roten Faden, trichtert sich zu, auf den perfekten letzten Satz.

Weil mir in diesem Moment egal ist, was die anderen beiden denken, ziehe ich noch mal das Telefon hervor. Wie war er noch, der letzte Satz. Ich hatte wirklich lange gefeilt, lange abgewägt. Um vier Uhr morgens hatte ich ihn geschrieben, gepostet um 05:13. Es hatte sicher zwölf Anläufe gebraucht. Aber am Ende hat er sich perfekt angefühlt, leicht und schwermütig zugleich, hoffnungsfroh und trauernd. Ich rufe den Browser auf, tippe auf das erste Lesezeichen in meiner Liste, ein Reflex des Daumens, aber denkste:

*Vierhundertundvier. Page not found.*

# DEZEMBER

Die Frage, ob es dem Inhalt meines Einkaufswagens anzusehen ist, dass ich aus Ostdeutschland komme, stelle ich mir nur noch selten. Früher hat es solche Momente gegeben, gerade mit Leni noch, wenn sie bemerkte, dass ich unmäßig viele Dosenfrüchte einkaufte, sehr günstigen Wein mit schicken Etiketten oder von anderen simplen Verführungstaktiken des freien Marktes verleitet worden war. Aber das ist jetzt Geschichte. Ich weiß seit ein paar Jahren, dass fertig gewürzte Garnelen tabu sind, Wein unter sieben Euro genauso und vor allem der aus Frankreich, außer in Frankreich, und dass Angebote zu missachten sind, auf keinen Fall zu nutzen, oder wenn, dann nur auf sehr diskrete Weise. Außerdem bleibt jeder Einkauf maßvoll, der Wagen darf niemals ganz voll sein, die besonderen Verpackungen und die Ablaufdaten sind wichtig, und gegönnt wird sich immer nur eine Sache: entweder Marzipankartoffeln oder essreife Papaya. Mit den Belohnungen für sich selbst, für harte Wochen und schwere Zeiten, ist es wie beim Autofahren, nur die Beschleunigung ist zu spüren, nicht die Geschwindigkeit. Die Qualität, nicht die Quantität. Den ersten Bissen und nicht die zehn darauf folgenden, bis zum Gang auf die Waage.

Aber es ist der 31.12., das Finale eines unvorstellbaren Jahres, in dem den Menschen kein anderer Luxus mehr geblieben ist als die Jagd nach Lebensmitteln. Auf dem Kurfürstendamm gibt es ein paar wenige, überraschend schnöde Supermärkte, überlaufen von den letzten Wilmersdorfer Witwen, oder vielleicht schon ihren Töchtern, die nun auch Witwen sind und das Chanel und die Perlen ihrer Mütter auftragen.

Ich stehe an der Kühltheke und ärgere mich, dass ich mich überhaupt zur Zubereitung eines Essens bereit erklärt habe – auch wenn es nur ein Nudelsalat ist. Ich habe noch nie besonders gern gekocht, und so viel Zeit ich auch in den letzten Monaten habe: Das Talent ersitzt und erduldet sich offenbar nicht einfach so. Und die Passion wächst nicht mit den Brühen und Möhrchen, mit stundenlangem Köcheln oder One Pot Pasta, die man ständig umrühren muss. Ich finde Nahrungsaufnahme immer noch überschätzt und würde mir nach wie vor manchmal wünschen, sie einfach überspringen zu können. Einziges Gegenargument ist, dass ich mit dem Überspringen der Mahlzeiten schlechte Erfahrungen gemacht habe, das heißt nicht ich, sondern unser zersprengtes Familienkollektiv.

Da waren diese zwei Jahre gewesen, zwischen dreizehn und fünfzehn, in denen Mira nicht nur gertenschlank, sondern zaunpfahldünn geworden war, darüber aber nur gelacht hatte und schnell zum Tanztraining verschwand, bevor ich sie darauf festnageln konnte. In dieser Zeit, als ich ohnehin selten vor Ort war und Mone versuchte, neben ihrer Anstellung auch die Doktorarbeit wieder aufzunehmen, schien Mira immer weniger zu werden. Die Linie ihrer Schlüsselbeine war gestochen scharf zu sehen; nur an den Brüsten, bemerkte ich verwundert, nahm sie kaum ab. Ich verkniff mir, ihre Figur zu kommentieren, weil ich schon wusste, dass ihr das nicht helfen würde und sie von Vorwürfen, sie sei ja nur noch Haut und Knochen, da war ich mir sicher, schon genug hörte.

Am Telefon hakte ich bei Mone nach, aber die wedelte mit Worten: Ich solle mir keine Sorgen machen und gefälligst in Berlin bleiben und mich auf das konzentrieren, was vor mir lag, nicht auf das, was ich hinter mir zurückgelassen hatte. Ein paar Monate später lud ich Mira nach Berlin ein, ging mit ihr auf ein paar Feste. Saß mit ihr am Kanal. Sie schmatzte Eis. Sie schlang Mitternachtspommes herunter (und behielt sie drin). Sie probierte ein paar meiner Klamotten an, die ihr sicher zu schlicht waren, aber immerhin waren es die Klamotten einer Erwachsenen, und deswegen blieben sie interessant, auch wenn sie nicht mehr aus grünem Organza bestanden. Und als sie sah, dass ihr mein einziges Kleid, Rohseide in warmem Grau, nicht passen wollte, als müdes Elefantenohr an ihr hinunterhing, machte es vielleicht final klick. Auf der danach folgenden Party jedenfalls sah ich sie mit einer Hand voll Erdnussflips herumstehen. Bis heute vergisst sie das Essen zuweilen, und ich vergesse das nicht, und deshalb stehe ich vor dem Kühlregal und versuche, mitten im Funkloch des Supermarktes, zu ermitteln, ob für diesen Salat nun echte Mayo notwendig war oder irgendein DDR-Ersatzprodukt, das wir aus der Ostalgie-Abteilung besorgen müssen.

Üblicherweise ließ es sich an Silvester in Berlin problemlos ohne große, überstürzte Einkäufe aushalten. Ich erinnere mich noch an Mones Nachfragen Mitte der Neunziger, ob ich denn schon meine Bedarfsgüter bestellt beziehungsweise abgeholt hätte. Wenn ich mich nicht beeilte, dann wäre alles weg – das war die Zeit, in der sie mich schon sehr stark an eine junge Omi erinnerte. Dabei waren wir nicht nur im Zeitalter des Konsumstroms angekommen, und es war nie alles weg, und wir mussten auch nicht zum Metzger gehen und schauen, *was es noch so gab*; es schlich sich gerade in dieser Zeit hervorragend von Fete zu Fete, von Galerie zu Agentur, und wenn ich mich nicht dämlich anstellte, war ich beim Aufsteigen der ersten Raketen zum neuen Jahr satter als nach vier Feiertagsspeiseplänen in der Altmark. Dieses Jahr ist das anders. Meine Agentur verschickt Fresskörbe an alle Teammitglieder – so nennen sie dort jetzt Angestellte –, aber ich bin nichts von beidem mehr, weder Teammitglied noch angestellt, und es ist auch nicht mehr meine Agentur, und ich ärgere mich darüber, wie oft ich das immer noch denke.

Mati hat zwei Gurken im Anschlag, eine schimmernd, eine matt:

»Plastikverpackt und bio oder unverpackt-normal?«

»Ähm …«

»Ich bin ja für keins von beidem. Schmecken sowieso nach nichts und …«

»… bestehen zu 90 % aus Wasser, ja ja.«

»Nee, ich mag die einfach nicht. Diese langen, wabbeligen Dinger.«

»Soll das ein Outing sein?«

»Bitte?«

»Nichts. Die sind aber gesund.«

»Die sind nur grün!«

Grün wie deine Hoffnung auf einen Stopp bei McDonald's, witzelt eine Stimme irgendwo zwischen Mone und Mira in meinem Kopf, aber Mati, die, vegan, wie sie ist, nichts von McDonald's halten würde, ist schon wieder fort, hat widerwillig die unverpackte normale Gurke im Wagen stecken lassen wie ein Schwert im Fels. Wenig später packt sie veganen Fleischsalat ein, und ich kommentiere das nicht weiter. Hin und wieder tausche ich leere Blicke mit anderen Müttern im Supermarkt. Und dann erschrecke ich mich, weil ich selbst doch keine Mutter bin.

»Nein Mann, nein, ich trag das nicht, die Jacke is neu.«

»Fickerin.«

»Ohne Scheiß, meine Mum macht richtig Ärger.«

»Als ob, Digger.«

Wir stehen hinter den beiden Mädchen an der Kasse. Sie haben Toastbrot aufs Kassenband gelegt, Orangensaft, Wodka und etwas, das ich zuerst für Masken halte, das sich dann aber als eine Packung Partyhütchen heraus stellt. Ich stoße Matea leicht an, weil der Wodka der Wahl auch bei ihnen der *Moskovskaya* ist. Aber sie blinzelt nur verwirrt, und ich winke schnell ab. Sie erkennt die Marke nicht. Hat Mone den in den letzten Jahren überhaupt noch getrunken?

Ich beobachte die Mädchen vor uns, wie sie die Leute vor sich beobachten und irgendetwas *random* finden. Es geht um jemanden, mit dem sich die eine so gar nicht verstanden hat, und es geht darum, wo sie denn nun feiern heute Abend, und die eine schwört: »Hauptsache nich Wedding, Wedding ist für mich Abfall.«

In die Chatgruppe schickt Mira ein Foto von veganem Eiersalat inklusive einer Buchstabenkombination, von der ich bezweifle, dass sie wirklich eine tradierte Bedeutung hat. Ich persönlich bin schon ungefähr 2003 aus diesem Spiel ausgestiegen, das letzte Akronym in meiner Liste ist HDGDL. Matea und ich schauen beide auf unsere Displays, im Unterschied zu mir kichert Matea leise unter ihrer Maske.

»Passt ja«, entweicht es mir.

Eigentlich hätte Mira gar nichts einkaufen sollen, ihre Aufgabe war, für heute das Mietauto zu organisieren, und als ich aus dem Augenwinkel sehe, wie Mati verschämt nach Car Sharing Apps zu suchen beginnt, seufze ich: »Schon gut. *Ich* fahre.« Und weil ich es mir nicht verkneifen kann und will, füge ich noch an: »War ja klar.«

Ich weiß nicht mehr genau, wie das zwischen Mira und mir passiert ist. Seit wann da in der Mitte diese Mauer steht. Vielleicht war das, als sie zu selbständig wurde, als sie keine Aufsicht mehr brauchte. Je weniger ich mich auf Mira konzentrieren musste, weil sie selbst laufen konnte, Freundinnen und Verabredungen hatte, desto unerträglicher wurden die Aufenthalte bei Mone. Auch, wenn es ihr über die Jahre langsam besser ging, wenn sie aufatmete und Yoga machte, wenn sie für alle Spaghetti kochte, gab es in mir keine Vergebung für diese Zeit in meinen frühen Zwanzigern, als ich die Freitagabende im Regionalzug verbrachte, als ich am Wochenende kleine Essensrationen vorgekocht und für Mira meine alte Kinderkleidung gefaltet und zurechtgelegt hatte, weil Mone nichts davon mehr gelingen wollte.

Dabei hing Mira an mir, nach wie vor, sobald ich die Wohnung betrat, ganz anschmiegsam, wie ein Hühnchen, zu dem einmal am Tag der Bauer kam. Ich hatte nie besonders gern mit ihr gekuschelt, spürte aber ihre Suche nach Hilfe und Wärme und gab dem nach. Ich war ganz froh, als sie so weit war, sich die Zärtlichkeiten anderswo einzuholen. Irgendwann setzte es sich durch, dass Mone die immer noch zarte Mira sofort an sich drückte, wenn sie bemerkte, dass ich zu Besuch war. Ich bildete mir ein, dass sie dabei stets prüfte, ob ich auch schaute, es auch sah, seit ich einmal am Telefon mit Omi gestritten hatte darüber, dass Mone die Kleine nicht wie einen Wellensittich dort halten könnte und warten, bis sie einging oder entflog. Zu dieser Zeit hatte Omi schon deutlich schlechter gehört, weshalb das Telefon laut eingestellt war und Mone hatte mithören können, wie ich fast schrie: »Sie verreckt noch da.«

Aber Omi, unter deren strenger Hand ich einst, in einer anderen Zeit und einem anderen Land aufgewachsen war, seufzte schwermütig und murmelte, dass einfach nichts mehr einfach sei und das wäre jetzt nun mal das Leben und gleich sei *Aktuelle Kamera* – wir reden von den Neunzigern –, und dann legte sie auf und vergaß vermutlich direkt, dass ich angerufen hatte.

Doch wie sehr Mone sich danach auch bemühte – denn mein Geschrei, das sie so vielleicht seit meiner früheren Kindheit nicht mehr gehört hatte, war durchaus ein Weckruf für sie gewesen –, wartete ich nur auf die nächste umkippende Vase, den nächsten Scherbenhaufen. Auf ein im Hort vergessenes Kind. Auf verpasste Impftermine. Ich blieb in Alarmbereitschaft.

Natürlich wusste ich schon recht früh, dass mich die weiße Wut und all das Misstrauen nicht weiterbrachten. Dass Mone sich diese Zustände nicht aussuchte. Dass es nicht ihre Absicht war, mich so zu enttäuschen und ihr zweites Kind und ihre eigene Mutter. Sobald es ihr besser ging, sobald sie die schlechte Phase nach der abgebrochenen Promotion irgendwie hatte hinter sich lassen können, stürzte sie sich in den Haushalt und schrieb rührende Geburtstagskarten an mich, so ein, zwei Jahre lang, ermöglichte Mira einen Sommer in Frankreich – etwas, von dem sie selbst als junges Mädchen immer geträumt hatte. Sie entschuldigte sich mit Gesten und Geld und langen Pausen und großen Augen zwischen den Sätzen. Doch sie war kein junges Mädchen mehr. Sie war eine leicht untersetzte Frau, die sich die grauen Haare herauswachsen ließ und die ihre Arbeit aufgab. Und bald danach war sie wieder schwanger.

Ab da reiste ich erst recht immer seltener nach Sachsen-Anhalt zurück. Und sobald ich von dort endlich wieder nach Hause fuhr, nach Berlin, fiel im Zug langsam eine Schale von mir ab. Dann wurde ich wieder roh, keine Hülle mehr, die mich aufrecht- und die Affekte zurückhielt. Zugleich wurden alle Sinneseindrücke plötzlich zu Überreizungen, jede zuschlagende Zugtür, jedes schreiende Kind, auch nach der Ankunft: Jede Frau, mit der ich ausging, sprach zu viel oder fasste mich zu schnell an. Nach einem solchen Besuch dauerte es einige Tage, bis ich mich erholte. Ich brauchte Jahre, um zu verstehen, dass gegen diese Form von Einsamkeit das Alleinsein half. Das Ausharren, ein Sitzen im Fenster, ein Gang durch mein Viertel, ohne einen Weg dabei zu haben oder einen Termin, eine Weile durch einen Park zu driften oder mit der ersten Regionalbahn an einen brandenburgischen See zu fahren und reinzutauchen, je kälter, desto besser.

Ich habe von diesem Gefühl noch nie jemandem erzählt. Wie schwer das mitanzusehen war, wie gern ich meine Mutter geschüttelt hätte und gesagt: Warum musstest du auch noch ein Kind kriegen, wenn du's nicht wolltest.

Aber ich hatte keine Kraft dazu, und ich wusste auch, dass Mira jetzt da war und dass ihre Existenz zu hinterfragen nichts an den Umständen verbessern würde. Also biss ich mir auf die Lippen. Der Ärger lag mir von da an schwer im Magen und machte meine Schritte schleppend, sobald ich den Landkreis auch nur betreten hatte.

Irgendwann hat diese Schwere für mich auch an Mira geklebt, wenn Mone gar nicht im Raum war. An ihrer Art, Verabredungen zu vergessen, Milch anbrennen zu lassen, Zugtickets zu verlieren. Selbst als sie mich die ersten Male in Berlin besuchte, wurde ich dieses Gefühl nicht los. Und je hübscher und erwachsener sie wurde und vielleicht auch umso ähnlicher sie unserer Mutter wurde oder der Frau, dem Mädchen, das ich noch als unsere Mutter gekannt hatte, desto schwerer konnte ich das ignorieren; unsere Unterschiedlichkeit und die Tatsache, dass sie all diese Dinge verkörperte, von denen ich weit weggezogen war. Mone hatte akzeptiert, dass ich nicht mehr so oft kam, und vielleicht hat sie deshalb noch ein Kind gebraucht und noch ein Kind. Hat sie gehofft, dass irgendwer von uns für immer dableiben würde? Sie nicht mehr allein wäre? Ich weiß, dass es keinen Weg zurück gibt. Und dass ich die Wahrheit, oder jedenfalls: ihre Wahrheit, nie erfahren werde. Für die meisten ihrer Entscheidungen wird mir das Warum verwehrt bleiben. Der Grund, aus dem es mich gibt. Der Grund, aus dem es Mira gibt. Der Grund, aus dem es Matea gibt. Und der Grund, aus dem es Mone nicht mehr gibt, der ist vielleicht am Ende sogar der mit den wenigsten Fragezeichen.

»Können wir Neujahr bitte irgendwo verbringen, wo es leer ist?«

Das war Miras Wunsch gewesen. Unbeschriebene Landschaft, das Unbekannte, die Weite. Entschieden haben wir uns für die Altmark. Nicht unbekannt, nicht unbeschrieben, aber immerhin: »Mehr Nichts als da findest du nimmermehr.«

Damit hatte ich sie überzeugt. Heute kehren wir in

die Heimat zurück. Über die Weihnachtstage wäre das für keine von uns gegangen.

»Was macht ihr an Weihnachten?«, hatte selbst Till mich gefragt, von dem mir neu war, dass er derlei Traditionen nachging, gerade im leer gefegten Berlin und in einem Jahr wie diesem. Ich weiß nicht, ob es auch in anderen Jahren so gewesen wäre, aber wir blieben, wo wir waren, ohne Baum und Schmuck. Matea machte weiter Schulaufgaben, und ich aß zu viele Kekse, während ich in meiner neuen Börsen-App die Kurse meiner Anlagen beobachtete und manchmal eine der grausamen Dokus anschaute, von denen Matea mir bei diversen Abendessen erzählt hatte und die sie, Fleischerporno bis Schaffellskandal, zum Vegansein hatten konvertieren lassen. Blutige elende Pelze, von der Mutter getrennte Jungtiere, geschredderte Küken. Ich konnte meinen Blick davon gar nicht mehr abwenden.

Heute aber, nachdem am Autobahnzubringer auch Mira noch schnell in den Wagen gesprungen ist, sind wir so weit. In Berlin sehen wir noch ein paar Handvoll Fahrzeuge, vollgestopft mit Vorräten, in dicke Jacken gewickelte überfeierte Familien. Manche der Paare sehen aus, als hätten sie eine Auswanderung geplant, sogar ein paar Wohnmobile sind unterwegs – der 31.12. ist schließlich bestes Campingwetter, jedenfalls wenn es keine Ferienhäuser zu buchen gibt und die Großeltern nicht besucht werden dürfen. Aber Stück für Stück wird es weniger, immer wieder biegen die Wagen ab, sehr weit reist jetzt doch niemand mehr, die frühen Vögel sind schon wesentlich länger unterwegs, und wenn es nur nach mir gegangen wäre, dann säßen auch wir längst im Warmen, die zwei Stunden Fahrzeit hinter uns, bevor die Wölfe kommen und die Straßen übereisen können. Aber natürlich hat Mira noch etwas *zu erledigen* gehabt, und deswegen rollen wir gegen 16 Uhr bei Sonnenuntergang erst aus der Stadt heraus. Mati sitzt in der Mitte der Rückbank, dicke Kopfhörer auf den Ohren, und tippt irgendetwas in ihr Smartphone. Mira spielt am Radioknopf rum.

»Kannst du mal aufhören, mir meine ganzen Sender zu verstellen?«

Da sinkt ihre Hand, erstaunlich weiß, in ihren Schoß zurück. Ich kann immer nur kurz den Blick von der Straße lösen und hinüberschauen. Ihre Locken sehen ein bisschen stumpf aus. Die Lippen trocken. Abgekämpft, würde Omi sagen. Mir beschert der leere Gesichtsausdruck ein bedrohliches Brodeln in der Magengegend.

»Hast du denn alles … *erledigt,* was du wolltest?«

Den vorwurfsvollen Ton in meiner Frage kann nicht einmal ich überhören. Entsprechend reagiert sie auch nicht, und nach einigen Sekunden und als sie wieder zum Radio fassen will, füge ich an: *»Ich weiß, dass du es warst, Fredo.«*

Sie schaut mich überrascht an und muss lachen und ergänzen, dass es mir das Herz bräche, was ich bejahe. Sie schaltet trotzdem das Radio ein, eine Frequenz, die ich nicht gleich wiedererkenne und auf der zunächst nur leises Rauschen zu hören ist.

»Hab noch ein paar Schulden abbezahlt bei jemandem.«

Mein Leben ist privilegiert, und ich erkenne Existenzangst offenbar nicht mehr, wenn ich sie sehe. Augenblicklich wird mir unwohl, und in einer Übersprungshandlung, mehrere Stufen eines Gespräches über Geld vor Scham überspringend, biete ich ihr an: »Notfalls ziehst du bei mir ein.«

Stille. Platz für ein trockenes Grunzen vom Beifahrersitz und Miras Antwort:

»Und dann haben wir so zwei Betten, wie Ernie und Bert?! Du weißt schon, dass die ein schwules Paar sind. Sogar offiziell, mittlerweile.«

»*Ich* weiß das schon sehr lange.«

»Funktioniert dein Gaydar nicht nur für Frauen?! Krass!«

»Das hat mit einem Radar nichts zu tun … es gab das eine Mal, als sie auf dem New York Pride mitgelaufen sind.«

»Gelaufen? Warte, Ernie und Bert haben Füße?«

»Das ist es, was dich daran irritiert?«

Ich will gerade noch weiter ansetzen, weil ich merke, dass ihr Gesicht dabei heller wird, aber meine Pointe wird jäh unterbrochen von den Weather Girls, *It's Raining Men*. Wir haben die Landesgrenze überquert, und aus dem Radio tönt nun jener abschreckende Dreiklang, den ich schon wieder völlig verdrängt hatte.

»Schnell, mach das Radio aus, wir sind wieder im *Radio Brocken*-Sektor!«

Aber keine Minute vergeht, und Mira sowie Matea, deren Kopfhörer offenbar nicht so viel Noise canceln, wie sie gerne hätte, singen schon ein Lied von Taylor

Swift mit, in dem es darum geht, wie queer ihre ganzen Freunde sind und wie doll sie das findet. Ich finde Taylor Swift fürchterlich und mich haben schon immer Heteros irritiert, die meine Sexualität mit Begeisterung quittieren – Männer in aller Regel mit diesem anzüglichen Unterton, Frauen vorzugsweise mit einer Phrase à la *Ach ja wie himmlisch muss das sein, mit Frauen auszugehen* –, aber vielleicht bin ich für diese Dinge auch einfach zu alt. Muriel scheint jedoch mit mir einer Meinung zu sein und maunzt dazwischen, aus ihrem Weidenkorb hinter meinem Sitz heraus.

»Mussten wir wirklich auch noch die Katze mitnehmen?«, frage ich.

»Hör auf, sie immer nur ›die Katze‹ zu nennen!«, sagt Mati ärgerlich.

»Ist das nicht im Prinzip Tierquälerei? Ich dachte, Katzen hassen Autofahren.«

»Muriel liebt es, rumzukommen«, sagt Mira.

»*Genau*, immer auf Achse, vor allem sie mit ihrer Behinderung.«

»Nur, weil DU findest, dass sie ein Bein zu wenig hat, heißt das noch lange nicht, dass sie eine Behinderung hätte oder dass sie nicht mit uns Silvester feiern kann.«

»Außerdem hasst sie Feuerwerk, besonders, wenn sie allein ist«, sagt Mati.

»Schon gut.«

*In der Datscha schaut Muriel Tatort.* Ich schüttle den Kopf und versuche, mich auf die Straße vor uns zu konzentrieren.

Aber ich bin kurz sechzehn. Mone flicht mir Rastazöpfe für eine Fete. Es ist 1988, und wir finden das ethisch ganz unbedenklich, einzig nervös macht mich, dass ein paar geflochtene Zöpfe im Vergleich zu meinem täglichen Äußeren schon sehr laut HIER schreien. Ich weiß nicht, ob ich wirklich so sehr auffallen will, aber Mone sagt, ich solle mich nicht so haben. Als Schmuck flicht sie Bügelperlen ein und sagt mit diesem wohlwollend-neidischen Unterton: »In deinen Haaren halten die.«

Ich weiß noch nichts über poröse Haarstrukturen und den Umgang mit Komplimenten und bin zu nervös und zu wenig mädchenhaft, um mir darüber Gedanken zu machen. Ich weiß auch noch nicht, woher meine Unsicherheit rührt. Unter meinen Fingernägeln hängt noch Gartendreck, vom Schieben der Finger in den Boden, vom Pflanzen pflanzen, die Fingergelenke voll Schmutz. Im Mund der Geschmack von der rohen Kartoffel, wie ich in sie gebissen habe, wie sich sofort alles zusammenzog im Mund. Als würde ich versuchen, die Erde selbst zu essen. Mone und Omi, die herzhaft lachten, Mones Hand, die mir jetzt Zöpfe flicht, die mir die Kartoffel abnahm und sie ganz widerstandslos in die Erde drücken konnte und sagte, das würde ihr gar nichts ausmachen, das werde eine Mutterkartoffel.

Als wir von der Autobahn abfahren und auf die Bundesstraße biegen und dann auf die Landstraße, wird die Schnur aus Fahrzeugen immer lichter. Zur Tagesschauzeit, hinter den Fenstern schimmert es blau, rollen wir ganz allein durch unseren Heimatort. Die Zirkusplakate sind fort, das sehen wir gleich. Es liegt kein Schnee, der lässt sich noch Zeit bis März, wenn niemand mehr Geduld für ihn haben wird. Manchmal ist ein Haus neu gestrichen, oder es gibt eine Biolimonade jetzt auch hier im Supermarkt. Aber insgesamt entsteht so ein Gefühl von Langsamkeit. Wir treiben durch die Straßen, und die Luft riecht bekannt. Am Friedhof schließlich haben wir freie Parkplatzwahl. Heute trauert niemand. Dafür ist's zu nasskalt, das zieht bis in die Knochen. Und es ist Rutschgefahr. Die Koniferenhecken gakeln uns in die Augen, wenn wir im Vorbeigehen nicht aufpassen.

»Wer hätte ahnen können, dass sogar der Friedhof veränderte Schließzeiten hat.«

Wir stehen vor dem verschlossenen Eisentor. Schweigen. Mira rüttelt einmal daran, die Ketten rasseln, im Haus dem Friedhof gegenüber gehen Lichter hinter Häkelgardinen an.

»In diesem Kaff ist das wahrscheinlich der größte Virenumschlagplatz«, sage ich.

»Wir könnten einbrechen«, schlägt Mira vor.

»Was für ein Schwachsinn«, sage ich.

»Ich wollte da sowieso nicht rein«, sagt Matea.

»Wollte Mone auch nicht«, sagt Mira.

»Wir hatten keine Wahl, das wisst ihr doch«, sage ich.

In Sachsen-Anhalt gibt es Friedwälder, aber wir hatten eingesehen, dass, wenn sie sich teutonisch zwischen Linde und Eiche hätte entscheiden müssen, unsere Mutter die klassische Granitplatte wohl vorgezogen hätte. Was nicht bedeutet, dass eine von uns den Anblick dieser Platte besonders gut ertragen könnte. Seit einem halben Jahr waren wir nicht mehr hier. Über den Gräbern, die wir vom Eingang aus sehen können, liegen, mit Wackersteinen beschwert, Müllsäcke. Wenn ich es nicht besser wüsste, könnten die Leichen unverbuddelt und nur in blauen Kunststoff gewickelt dort liegen. Es ist kein schöner Anblick. Wir gehen unverrichteter Trauerarbeit. Aber keine von uns scheint das besonders zu bedauern.

In der Gartenanlage springt die Katze selbstbewusst aus dem Wagen. Sie sieht sich wachsam um, schnuppert mit einem vorsichtigen Auf- und Niedersinken des Kopfes, dann pflügt sie, in Sekunden durch die Latten am Tor geschlüpft, einen Gang in das hochgewachsene Gras des Gartens.

Die Hütte ist in schlechterem Zustand, als ich das erinnerte. Aber ich war auch seit Jahren nicht mehr hier. Bekannt scheint mir nur noch die Bande knorriger Obstbäume. Viele Beete sind überwuchert, ich erkenne noch Reste von Stauden und einen Haselnussstrauch neben der Wasserpumpe. Auch die Feuerstelle gibt es nach wie vor.

Im Inneren der Hütte riecht es nach Staub, nach getrocknetem Laub und Kopfsalat mit Zucker. Das alte Tagesbett ist da, hoch an die Wand geklappt, ein Tisch und vier Stühle, eine Öllampe, die zwei lackschwarzen Radiatoren. Auf dem oberen Rand des Tagesbettes aufgereiht wie auf einem Kaminsims stehen sehr alte Fotos, das Glas der Bilderrahmen ist fast blind geworden. Mira stellt die Einkaufstasche neben meine Füße und geht andächtig zur Ahnengalerie hinüber. Vielleicht versucht sie zu erkennen, welche der Bilder noch in ihre Erinnerungen passen. Als Matea sich daneben stellt, wird der Unterschied gleich deutlich. Für unsere jüngste Schwester könnten es anonyme Fotos sein, wie die Bilder, die schon beim Kauf im Rahmen waren, nur eben schwarz-weiß, verwackelt, bearbeitet mit einer Handvoll Retro-Filtern. Sie kann nichts und niemanden wiedererkennen. Das alles war vor ihrer Zeit.

Es hatte ein Gartenfest gegeben, auch so ein Rehabilitationsanlass von Mone. Omi war schon nicht mehr dabei, sie schaffte es nicht. Ich hatte sie dafür abholen wollen, aber sie hatte verneint, grob abgewunken, als ich in ihrer Tür stand, und gesagt, sie könne nicht, sie würde gleich was im Fernsehen schauen. Damals war ich überzeugt, der enttäuschte Ton rührte daher, dass sie kurz nach dem Ende meines Studiums aus Miras vorlautem Mund von Lenis Existenz erfahren hatte. Dabei war Leni zu diesem Zeitpunkt schon einige Wochen lang wieder Helena. Helena, die auf dem Rückweg in ihre Heimatstadt in einem Ort in der Nähe von Frankfurt hängengeblieben war, wo sie heute in selbst gezimmerten Verschlägen und Beetburgen Permakultur betreibt und ein Kind hat und den dazugehörigen Mann. Wir haben uns während einer meiner letzten Dienstreisen an der Autobahnraststätte getroffen. Leni hatte zwei, drei weiße Haare in ihrem sonst gleichen Pagenschnitt, die Halskette sah teuer aus, sie rauchte nicht mehr, sie roch nach Heuwiese und neuem Auto. Wir standen da und waren erschrocken darüber, wie wenig wir uns zu sagen hatten, und wussten, dass wir nicht mehr miteinander schlafen konnten, und das war's.

Omis Bild von mir hatte ich im Hinterkopf am Tag des Gartenfestes, aber wenn ich mich heute daran erinnere, an Omi, an ihren Tonfall, glaube ich, dass sie vielleicht schon nicht mehr anders konnte, als zu bleiben, wo sie war. Dass die Türschwelle zu ihrem Haus schon zu hoch war für ihre Schritte; Mira verwechselte sie zu der Zeit schon manchmal mit Mone. Mich nicht. Mich vertauschte sie nie. Sie sagte, »Mach's gut, Märzedes«, und schloss die Tür.

Der Nachmittag war dunstig und heiß, die Salate standen auf dem Tisch, immer wieder wedelten wir mit den Händen darüber, um die Wespen fernzuhalten. Vielleicht war es Mateas einziges Mal in diesem Garten. Sie war noch nicht in der Schule, hing auf Mones Schoß und spielte an deren immer länger werdenden grauen Locken herum. Bei genauerem Hinsehen erkannte ich, dass sie winzige Zöpfe flocht mit erstaunlicher Präzision. Aber ich sah schnell weg, als sich in meinem Unterleib etwas zusammenzog.

»Schön, dass wir alle hier zusammen sind«, hatte Mone gesagt, und es kam mir nicht sehr zusammen vor. Wir hatten sogar zwei Klapptische aneinanderstellen müssen, damit wir genug Platz hatten, und die Salatschalen waren so ein Tuppergebirge zwischen uns vieren, als Matea sich von Mone wegdrückte und zur Stirnseite der Tafel ging. Wir waren Kusamas *Women of Shangri-La*, nur, dass wir saßen. Für jede von uns gab es eine eigene Schüssel. Nudelsalat für Mira, Kartoffelsalat für mich und für Matea immerhin Tabouleh. Wir löffelten unsere zugewiesenen Salate. Mone tat sich von allem nur eine Teelöffelmenge auf, sie mochte Salat nicht, aber Salate waren unkompliziert, und das reichte. Als zweiten Gang schob sie sich, Perle für Perle, noch ein halbes Glas Silberzwiebeln hinein und kaute zum Finale, ich sehe es vor mir, auf einer großen sauren Gurke, und es sah aus, als würde sie sich eine dicke grüne Zigarre anstecken.

In meiner Erinnerung sage ich in dieser Szene gar nichts. Mone redet die meiste Zeit. Erzählt von ihrer Theatergruppe voll kleiner Talente, im besten Regionalzeitungsjargon. Ich verdrehe die Augen, aber Mira hört so aufmerksam zu, dass ihre Ohren, die sowieso ein bisschen abstehen, sich in Mones Richtung zu drehen scheinen. Sie ist gerade erst ausgezogen, aber sie fährt jedes zweite Wochenende nach Arendsee. Als sie eine Anekdote aus ihrer Impro-Theatergruppe erzählen will, wechselt unsere Mutter das Thema.

»Ich wollte euch hier im Garten treffen, weil es drum geht, was hiermit passieren soll, wenn ich mal den Löffel abgebe.«

Das war vor über zehn Jahren. Sie sprach nicht das erste Mal über ihr Ableben. Nicht einmal Matea erschrak – möglicherweise aber nur, weil sie es nicht verstand. Sie leckte ihren kleinen Löffel sauber, klebte ihn sich auf die Nase, formte Schnatterinchenköpfe mit den Händen und plapperte vergnügt »LÖFFELAB LÖFFELAB LÖFFELAB«.

»Die Nudeln kleben komplett zusammen!«

»Wir hätten die nicht vorkochen sollen …«

»Doch doch doch, so liebe ich das!«, Mira fischt einen dicken Strang Spaghetti aus der Schüssel und beißt beherzt ab.

»Dass es auch ausgerechnet dieser obskure DDR-Salat sein musste«, schnaube ich und versuche, Mones Handschrift auf dem abfotografierten Rezept zu entziffern.

Wir stehen in der Gartenhütte und bereiten unser Silvesteressen vor. Über die rostige Tischplatte habe ich eine der abwischbaren Decken aus Plastik gelegt, darauf sind violett-gelb-grüne Zwiebelzöpfe abgedruckt. Obenauf verteilt liegen angebrochenes Baguette, Käsestangen, Weintrauben, Miras Knabberbox, die veganen Ei- und Fleischsalate, sehr viele nicht sehr vegane Ferrero-Produkte, eine Packung Schwarzbrot. Was fehlt, ist der Nudelsalat, auf den wir uns geeinigt haben, weil mir drei Salate für uns alleine zu viel erschien. Ich hatte also großzügig auf den Kartoffel-Essig verzichtet, und Matea löffelt, schon seit wir angekommen sind, immer mal wieder aus dem kleinen Plastikschälchen mit Tabouleh, das sie sich vom Imbiss neben ihrer neuen Schule mitgebracht hat. Sie schnitzt Mira zuliebe lange dünne Möhrenstreifen mit dem Sparschäler und schaut uns skeptisch dabei zu, wie wir an die Nudeln rohe Zwiebeln geben und eine Mixtur aus Mayonnaise, ERWA-Speisewürze und, dabei bin ich selbst ein bisschen angewidert, aber Mira ist völlig überzeugt, *Moskovskaya Vodka*.

»Was soll daran jetzt asiatisch sein?«, fragt Mati.

»Dass man ihn mit Stäbchen isst?«, sagt Mira, grinst breit und zieht Einwegstäbchen in Papier von ihrer letzten Sushibestellung aus den Tiefen ihrer Sporttasche. Enthusiastisch bricht sie sie in zwei, und wie immer will ich sie vor Splittern warnen, aber ich halte mich zurück und schaue zu, wie sie mit den Stäbchen den Nudelsalat umrührt, während Matea an der Flasche Wodka schnuppert.

»Und was soll daran Salat sein, fragt man sich.«

»Na!«, Mira schnappt ihr die Flasche weg und zwinkert erneut sehr tantig, »das is nix für dich.«

»Ach, aber am Salat darf ich, oder wie!«

»Da verkocht der Alkohol ja.«

»… Du kochst das jetzt doch gar nicht mehr.«

»… Jiaaah, aber also die Nudeln nehmen das auf.«

»Ah ja.«

»Mach mal lieber Musik an, Mati! Weniger fragen, mehr tanzen.«

Das kleine Kofferradio in der Ecke funktioniert noch, und blechern scheppert der gleiche Sender weiter, der uns schon auf der Autofahrt begleitet hat. Wir sind mitten in Sachsen-Anhalt, und der Empfang ist vorbildlich für eine Kleingartenanlage. Während ich den Tisch von Verpackungsresten frei räume und versuche, so etwas wie eine Tafel herzurichten, sage ich:

»Die spielen aber auch wirklich Achtziger, Achtziger und das Beste der Achtziger, kann das sein?«

Aber Matea wendet ein, das sei ein ganz aktuelles Lied und: »Die Achtziger sind grad voll modern.«

»Modetechnisch sind eigentlich sogar schon wieder die Siebziger dran, man beachte die Fönwelle, die Jenny mir gemacht hat.«

Natürlich kennt Mira ihre Friseurin mit Vornamen und spricht über sie, als wäre sie eine Freundin, obwohl sie außer den siebenundfünfzig Euro alle acht Wochen nichts verbindet. Ich seufze.

»Also kommen die Sechziger bald wieder? Werden dann unsere Konten eingefroren und wird uns das Wahlrecht entzogen?«

»Immerhin bist du schon arbeitslos, dir kann also nix passieren.«

»Na, hör mal!«

»Ist doch so.«

»Überhaupt: In der DDR hatten doch alle das gleiche Wahlrecht, auch Frauen.«

»Ja, komischerweise haben auch immer alle das Gleiche gewählt.«

Wir grinsen in diesem Moment alle kurz. Das sind Witze, wie wir sie an den Kaffeetafeln im Osten lernen, und wenn uns sonst schon viel unterscheidet, an den Kaffeetafeln ist keine von uns vorbeigekommen. Im Grinsen sind wir uns ein bisschen ähnlich, wir sind ein Grinsedreieck, ein kleines Schneidezahngewitter. Ich öffne ein Glas saure Gurken.

An der Wand gegenüber sind noch die rautenförmigen Abdrücke zu sehen, an den Stellen, an denen vier Jahrzehnte lang eine Sammlung von Hirschgeweihen hing. Nach Omis Beerdigung muss Mone sie von der Wand geputzt haben, selbst der Kopf des Rasselbocks ist verschwunden, dem hatte Mone einst sogar einen Namen gegeben, Kasimir vielleicht oder Balduin. Jedenfalls habe ich mich meine Kindheit lang gefragt, ob er nun echt war oder nur ein gewöhnlicher Hase mit eingeschraubten Hörnern. Mone hat darauf bestanden, dass er echt war.

»Wisst ihr noch, wie der Rasselbock hieß?«

Beide sehen mich irritiert an, Mira mit großen blauen Augen und Matea mit zusammengekniffenen Brauen. Ich zeige auf die Wand. »Der Hase mit dem Hirschgeweih.«

Und während Mateas Lippen langsam das Wort *Hirschgeweih* nachformen und mir klarwird, dass sie sich wohl nicht erinnern kann an diese Galerie von Omis jahrzehntelanger Arbeit, hellt sich Miras Miene auf, wie immer, wenn sie in Sachsen-Anhalt etwas Urbekanntes sieht oder etwas versteht, auf das ich anspiele.

»Ach, du meinst *Herbert.*«

»Herbert, natürlich.«

Wahrscheinlich hat er sowieso jedes Jahr einen anderen Namen bekommen.

»Was ist mit Herbert wohl heute?«

»Ist vermutlich bei der Wohlfahrt gelandet.«

»Oder bei einer bedürftigen Familie.«

»Einer Rasselbock-bedürftigen Familie?«

»Warum nicht?«

Matea verschwindet mit dem Telefon nach draußen, und ich vermute, dass sie Rasselbock-Fotos recherchiert.

Ich gehe mit zweieinhalb Schritten durch den Raum an den Tisch, setze mich an ihren Platz und richte Besteck und Teller in Winkeln zueinander aus, ansonsten ist unsere Tafel längst fertig.

»Bist du eigentlich mal mit Omi zum Jagen gefahren?«, fragt Mira, während sie sich eine extragroße Portion Wodka-Spaghetti auftut.

»Natürlich«, sage ich. Mira schiebt sich eine Gabel veganen Fleischsalat statt auf den Teller direkt in den Mund und verzieht theatralisch das Gesicht, stellt die Plastikschale dann möglichst weit weg von sich. Ich nicke zufrieden.

»Fleischsalat ist schon dann ekelhaft, wenn Fleisch drin ist.«

»Fleisch-Salat. Klingt schon irgendwie falsch. Ein Oxymoron.«

»Eben.«

Ich erinnere mich nicht, was dieses Wort bedeutet, ich habe mich noch nie besonders für Literatur interessiert, aber das würde ich vor meiner belesenen Schwester nie zugeben.

»MATI, ESSÄN!«, ruft Mira, und ich reiße mit ihr die übrigen Verpackungen auf. Die Deckel und Folien verstaue ich unter dem Tisch in einer Plastiktüte. Im Radio läuft *Ain't Nobody* von Rufus und Chaka Khan. Während Matea sich setzt – nur einen kleinen Moment steht sie überfordert da und nimmt meinen Platz ein, weil ich auf ihrem sitze –, sieht Mira noch mal zu den hellen Rauten an der Wand.

»Ich musste da auch einmal mit. Totaler Horror.«

»Wohin mit?«, fragt Mati pflichtbewusst, damit Mira düster ergänzen kann:

»Auf Hasenjagd.«

Ich sage nichts und denke an die Streifzüge in Frühjahr und Herbst, auf die ich Omi begleitet habe. Mir leuchtete die Idee des Bestandsschutzes ein, dass die Tiere zu töten dem Wald diente, dem Erhalt der Lindenlichtungen, der Heide und der Niedermoorlandschaft. Ich mochte es, mich in der Farbpalette des Waldes zu bewegen, durch Knospen genauso wie durch Laub, durch Licht- und Schattenspiele. Ich mochte Omis Waidmannslieder, ich mochte es sogar, die noch warmen Tiere aufzuschneiden und mit Bedacht auszuweiden, voll Demut und Konzentration wie bei einer komplizierten Operation. Denn dass der Körper tot war, hieß nicht, dass wir unvorsichtig oder rücksichtslos mit ihm umgehen durften. Ich genoss das warme Blut auf den von der Pirsch ganz kalten Händen und den schweren Geruch nach Eisen. Ich mochte den Schnaps, den es danach auch für mich gab, das Brennen im Magen. Wir haben Rehe geschossen und Hirsche, nur wenige Füchse und einmal auch eine große Bache. Die hatte mir richtig Angst gemacht, ihre dicken Zähne und das massive Kreuz, die schwarze Schweinenase. Wie sie durch das Laub streifte, kam sie mir größer vor als Omi. Und als sie geschossen vor uns lag, wirkte sie plötzlich klein. Ihr Fell war rau. Schwer blieb sie; wir schafften es kaum, sie fortzutragen. Und weil ich mich einen Augenblick zu lang in diese Erinnerung begebe, denke ich auch an das hellbraune Geraschel im Gestrüpp, wie aufgeregt ich war, weil ich etwas zuerst erspäht hatte, flüsterte, da seien ja noch welche! Und Omi energisch wisperte, »Finger weg«, das seien die Frischlinge.

»Die Kinder?«

»Die Kinder. Aber sie sind schon groß, die weißen Tüpfel sind schon fort, die kommen allein durch den Winter.«

*I make a wish upon the stars / and hope this night will last forever.*

Heute weiß ich nicht, ob Omi damals den Grenzstreifen im Blick hatte und mit mir vielleicht an diesem Tag nur deshalb nicht weiterging, weil die jungen Wildschweine im Begriff waren, *rüberzumachen.*

Wir sitzen da und saugen den *asiatischen Nudelsalat* Spaghetti um Spaghetti, Matea und ich benutzen allerdings Gabeln, während Mira beinhart Nudel für Nudel und Möhre für Möhre mit den Stäbchen aufpickt. Der Geschmack ist kaum zu greifen, cremig und herb und ein bisschen süßlich und ganz viel ERWA – *Umami*, wie man heute dazu sagen würde.

»Was ist eigentlich mit Omis altem Auto? War dir das damals zu peinlich?«, fragt Mira, vielleicht frustriert wegen der Stäbchen, vielleicht neidisch. Unsere Mutter hatte keinen Führerschein, und deswegen waren nur sie oder ich in Frage gekommen, den Wagen zu erben.

»Das ist fast auseinandergefallen!«

»Omi hatte ein Auto?«, fragt Matea und wirkt, wie meistens, nur so halb interessiert. An ihrer Stelle würde mich der alte Wagen irgendeiner toten Frau auch nicht beschäftigen, deswegen winke ich ab und sage, »Das war vor deiner Zeit.« Und dann: »Da waren mehr Kilometer drauf als die DDR überhaupt Fahrstrecken hatte!«

Ich erinnere mich an den Tacho mit Abertausenden Kilometern auf der Uhr; immer die gleichen Wege, aber eben wieder und wieder, zum Garten, zum Wald, zum Steinbruch, zum Markt, nach Haus und nie zur Kirche, jahrein, jahraus das Vor und Zurück eines Lebens, in dem diese vielen kleinen Bewegungen die großen Sprünge hatten ersetzen müssen. Weder Omi noch Mone haben je in einem Flugzeug gesessen. Ihr Kosmos war klein geblieben, während ich in den Neunzigern durch Europa fuhr und Mira zehn Jahre später Fotos mitbrachte aus Tansania, Peru und Vietnam. Matea ist noch nirgendwohin gereist, vermutlich, weil sich die Welt auf Displays in ihrem Zimmer abspielen und bereisen lässt und weil sie in einer Zeit ins Erwachsenwerden rübergleitet, in der zu fliegen sich nicht mehr schickt und Auslandsreisen entweder zu risikoreich oder zu egoistisch sind.

Ich werfe einen Blick auf die Uhr. Dann fällt mir wieder ein, dass Silvester ist. Wie alle Feiertage in diesem Jahr fühlt es sich nur keinen Deut so an, noch viel weniger als in den letzten zehn Jahren meines Lebens.

»In fünfundvierzig Minuten ist 2020 vorbei!«

Wir schweigen und sehen uns abwechselnd an. Es ist das Jahr, in dem unsere Mutter sich umgebracht hat. Aber wir sitzen hier. Wir sind wach und gesund, trotz globaler Pandemie, von der Mone nie erfahren hat. Weil sie *den Löffel abgegeben* hat, bevor die Krankheit über uns alle hereinbrach, kein fernes Nachrichtenphänomen mehr, sondern Realität wurde, in unseren Alltag eingriff. Die Seuche, die das Leben aller verändert und in manchem so etwas wie Lebenslust wachgerufen hat. Die Begrenzung, die Beschneidung der Möglichkeiten, die das Vorgestern plötzlich in leuchtenden Farben schillern ließen. Nein, Mone war vorher gegangen. Und anders als viele Dinge in ihrem Leben war das wohl alles so aufgegangen, wie sie wollte. Ein Bilanzsuizid, der wohlkalkulierte Abgang. Das gibt es selten, oder vielleicht sprechen wir darüber nur zu wenig. Erzählen diese Geschichten vom geleitet-geglückten Ableben nicht. Und weil keiner aufzeigt, keiner Laut gibt, bleiben sie im Verborgenen, unverbunden, irgendwo im Tabu, jetzt erst recht, wo so viele Leute dahingerafft werden, die sich das nicht ausgesucht haben. Sterben erscheint plötzlich weniger rar und deshalb weniger begehrenswert. In Kriegszeiten gibt es weniger Selbstmorde, auch wenn das alles später nachgeholt wird, also rein statistisch betrachtet. Was im nächsten Jahr vor uns liegt, wissen wir nicht. Nur, dass es kein Schaltjahr sein wird.

Mir ist nicht nach einer Ansprache, deswegen tue ich, was wir in unserer Familie eben tun, wenn es um Gefühle geht, und esse einfach noch mehr. Dabei ist es schon nach elf, und um diese Zeit schlafe ich normalerweise längst. Mein Gastrointestinaltrakt wird vermutlich gleich schockiert reagieren. Das ungute Bauchgefühl ist schon da.

*Got a feelin' most would treasure / And a love so deep we cannot measure.*

Mira steht auf, uns plötzlich, wie sonst nie, überragend, und zu meinem Entsetzen greift sie sich in den Schritt.

»Meine Scheide juckt wie Sau! Haben wir Joghurt?«

»Joghurt ist wohl dein Allheilmittel, oder wie?«

Konsterniert zeige ich auf einen Becher Soja-Maracuja, und sie verzieht das Gesicht, während Matea einmal laut auflacht. Meine Wangen glühen, was mich ärgert, weil ich es abscheulich finde, rot zu werden. Mira dreht mit einem Sherlock-Holmes-Gesicht den Joghurt-Becher vor ihren Augen.

»Hat Sojajoghurt auch rechtsdrehende Kulturen?«

»Was hast du damit vor?«

»Na, so'n Joghurt-Pfropfen!«

Ungerührt zieht sie aus ihrer Sporttasche einen Tampon und wedelt damit. Als Zellstoffpendel an blauer Schnur fliegt er über unserem Essen durch die Luft.

»Das ist alles ganz natürlich«, sagt sie zufrieden, und ich verschränke die Arme. Natürlichkeitsdiskurse sind auch so ein Irrsinn.

»Ist das jetzt dein Ernst?«

Sie zuckt die Schultern,

»Hast du das nie? Scheidenpilz? Wenn du dir den Finger unten reinsteckst und so schleimige weiße Brocken kommen?«

»Aufhören!« Sie bringt mich zum Schreien. Die anderen lachen herzhaft, und Mira entschuldigt sich, aber meint es nicht so.

»Schon gut, ich mach's hinten auf dem Eimerklo, um dir nicht den Appetit auf den Eiersalat zu verderben.«

Als ich in einer Übersprungshandlung ein Stück Baguette nach ihr werfe, treffe ich nur die geschlossene Tür. Matea lacht immer noch, wird richtig durchgeschüttelt. Es steckt an; ihr Lachen ist tief, kommt aus dem Bauch und erinnert mich ein bisschen an Mone und noch mehr an mein eigenes Lachen.

»Ist heiß hier«, sage ich und drehe den Ölradiator etwas herunter. Aber Mati ist schon wieder anderswo und fragt, wer denn Till sei.

Ich blicke hoch, neben ihr auf dem Tisch liegt ein leuchtendes Telefon. Darauf ist eine Sprachnachricht eingegangen, und sie ist von Till, das können wir auf dem Sperrbildschirm sehen. Ich lege meinen Finger auf und versuche, das Telefon zu entsperren. Aber es schüttelt sich widerwillig zur Fehlermeldung: Es ist nicht mein Telefon, und es ist nicht mein Fingerabdruck, den es fordert. Als Nächstes geht eine Reihe Emojis ein, Blumen, Tiere und ein paar Gemüsesorten, und obwohl ich den Code nicht verstehe, verstehe ich sehr gut Mateas angeekelten Gesichtsausdruck.

Ich lehne mich zurück. Blinzle einmal langsam. Meine sechzehnjährige Schwester, die mit Till auf dem Balkon raucht, ein Pochen in meiner Magengegend. Dann lehne ich mich zu weit. Dabei verbrenne ich mir den Unterarm am Radiator und fluche laut. Unwirsch und unklug verpasse ich dem Ding noch einen Handkantenschlag, fluche wieder, puste, während sich die Tür öffnet und

Mira hereinkommt, Muriel unterm Arm und den Blick auf der neuen Fitnessuhr am Handgelenk herunterzählend:

3

2

1

0

# JANUAR

0
1
2
3
4

Die ersten Sekunden des Jahres vergehen in Schweigen. Meine Schwestern sitzen reglos da. Ich schaue auf das Telefon. Und da steht in großen Lettern T I L L. Die Gesichter vor mir sagen beide einstimmig BITTE WAS? Das frohe neue Jahr steckt mir im Hals.

Ich weiß nicht, warum: Warum ich in den falschen Momenten die Finger an falschen Stellen habe, warum ich nie zur richtigen Zeit am richtigen Ort bin, warum ich ausgerechnet mit Till immer und immer und immer wieder penne. Dabei ist der Sex eher durchschnittlich, genau wie unsere Gespräche.

»Die Macht der Gewohnheit.« Das hat er letztes Mal versonnen gesagt, ein lässiger Satz, in den dann doch das männliche Pathos hineingezwirbelt ist. Das war, als ich zitternd in Shirt und Cardigan auf dem Balkon stand und eine mehr schlecht als recht gedrehte Zigarette rauchte. Er hatte mir seine Fabrikkippen, dick wie seine Agenturkugelschreiber, hingehalten, aber ich hatte dankend abgelehnt. Nein sagen konnte ich also eigentlich.

Immer wieder ziehen ein paar Monate ins Land, obwohl es ehrlich gesagt niemals mehr als ein Jahr war, und irgendwann muss ich nur eine simple Nachricht verschicken, es reicht ein einziges Wort:

*Schnaps?*

Und dann steht das Taxi im Prinzip auch schon vor meiner Tür.

»Heiligabend, das ist mal ne Premiere.« Schmunzelnd, das Hemd knitterfrei wie gerade erst angezogen, empfing er mich. »Enchanté.«

»Jaja, Baguette, Fromage, Garage, diesdas.«

»Ich weiß genau, dass du Französisch kannst, Madame.«

Bis vor ein paar Monaten hatte er noch Mademoiselle gesagt, was er jetzt unfeministisch fand.

»Ja ja ja, egal, wo sind die Baiser?«

»Die gibt's später, aber Merengue sind in der Küche.«

Für seinen schlechten Wortwitz boxe ich ihm in die Brust, und er gluckst – ob diese Gluckser ein verschlucktes Auflachen oder ein verstecktes Keuchen sind, darüber bin ich mir nicht sicher. Aber so gut kennen wir uns nun auch wieder nicht.

Zucker und Eiweiß, schaumig aufgeschlagen, eine knusprige, zerbrechliche Handvoll, die, angeleckt, zerfließt, die weißen Staub um den Mund hinterlässt und an den Fingern und das klebrige Gefühl im Hals. Der Kern, karamellig, hängt lange zwischen den Zähnen.

Till riecht anders als früher, da ist so eine Idee Jasmin.

Ein sehr femininer Duft, der sich gut an seinem weißen, glatt rasierten Hals macht.

Das erste Mal war vor Jahren, als Mercedes und Leni sich trennten. Dazu waren sie nach Paris gefahren; also natürlich nicht, um sich zu trennen, aber genau dort hatten sie sich getrennt. Dass sie sich trennen würden, hatten sie, glaube ich, noch nicht gewusst, und ich sollte auf die Wohnung aufpassen, wurde angerufen, als sie schon im Nachtzug saßen und gerade kurz vor der Grenze, weil Anrufe und SMS aus dem Ausland noch superteuer waren. Beim Gedanken an zwei große Zimmer nur für mich allein und eine Küche und vor allem ein Klo brauchten sie mich nicht lange zu bitten. Schon zog ich in den zerstoßenen Altbau in Kreuzberg, der mir immer sympathischer war als die hochsanierte, glatt geflieste Version, in der Mercedes heute wohnt. Ich wollte gerade in Unterhose – froh, einmal nicht an der Tür zu lauschen, welche meiner Mitbewohnerinnen gerade in Küche und Bad unterwegs war und mit wem – den Kühlschrank überfallen. Ich lernte für die ersten Prüfungen, und die Nächte ragten in die Morgen herein, alles stand mehr oder weniger auf dem Kopf, und die Haare waschen würde ich mir frühestens zur ersten Klausur. Dann saß er plötzlich in der Küche, seine langen Beine baumelten von der Arbeitsplatte, und er wirkte ein bisschen geschrumpft.

Till war früher von einem Familienbesuch zurück, wollte nicht drüber sprechen, winkte ab,

»… meine Mutter, egal.«

Und mir rutschte heraus,

»Kenn ich.«

Er sah mich einen Moment länger an und fragte dann nur, ob ich Rühr- oder Spiegelei wollte. Ich weiß auch noch, wie er acht Stunden später ein geschmiertes Brot an meinen Schreibtisch, oder: den Schreibtisch meiner Schwester, an dem ich tat, als würde ich lernen, brachte und ein Weinglas, das bis zum Rand voll war. Ich müsste mal ein bisschen runterkommen. Und ich lehnte ab, weil ich mit neunzehn schon wusste, dass ich die Tannine im Rotwein nicht vertrug. Deswegen bot er mir dann einen Joint an und dass er mich abfragen könnte. Und weil mich das Trennungs- und Abstraktionsprinzip völlig im Wald stehen ließ, erlaubte ich es ihm. Wir schmissen uns auf Mercedes' Bett, und weil er nicht aufhörte, mich wegen meines Lernstoffes zu löchern, setzte ich mich irgendwann auf ihn drauf und drückte meinen Mund auf seinen.

Das hatte wenig mit dem Bekifftsein zu tun und mehr damit, dass ich meine Ruhe wollte und gleichzeitig nicht, dass er ging. Seine Präsenz war manchmal nervig, aber niemals kalt. Und er spielte gern mit. Er hinterfragte nicht, ob ich wüsste, was ich da tue, höchstens mit einem kurzen Blick. Wir nickten uns, meine ich, sogar einmal zu wie zwei Busfahrer, wir waren uns einig, das war die richtige Richtung.

Wenn wir wieder auseinandergingen, war mir immer etwas komisch, ich schämte mich nicht, aber ich verstand es auch nicht wirklich; ein bisschen, wie nach dem Masturbieren den Porno noch ein paar Minuten zu lang weiterzuschauen. Da ist nichts mehr so richtig anziehend, sondern es ist vor allem – abstrakt. Und vielleicht ein bisschen unappetitlich.

Mit einem fast kindlichen Grinsen hatte er frühmorgens noch angeführt, was wohl Mercedes dazu sagen würde, und ich hatte ihm nur einen Blick zuwerfen müssen, um mit einem weiteren Busfahrernicken abzusichern, dass sie davon niemals erfahren sollte. Bis jetzt.

In den folgenden Jahren trafen wir uns in den Lücken. Wenn gerade keiner jemanden hatte oder jedenfalls unglücklich oder unbefriedigt genug war.

*Schnaps?*

Manchmal ging es schnell, manchmal hingen wir noch ein Wochenende zusammen rum. Sein Körper ist weicher geworden, ich glaube, er macht weniger Sport, manchmal sieht er müde aus. Wir schauen die gleichen zufällig gewählten Episoden der alten Sitcoms wie früher, nur nicht mehr auf dem silbernen Röhrenfernseher seiner Großmutter, sondern auf einem Beamer, ich habe ihn davon abgebracht, sich einen dieser Flachbildschirme mit hölzernem Bilderrahmen zuzulegen.

Dieses Weihnachten wirkte er einsam, was mir ganz gut zupasskam. So war's ganz leicht, ihn noch zu überreden, ein Sterne-Essen nach Hause zu bestellen. Dass ich ihm im Gegenzug versprochen hatte, am Silvestermittag noch einen pfennigbestückten Glücks-Hefezopf für seine Feier zu backen, wäre mir entfallen. Aber Till vergisst solche Versprechen nie. Da hatte auch die Tatsache nichts dran geändert, dass ich selbst nicht anwesend sein würde, um den Hefezopf zu essen. Obwohl wir uns seit Jahren so regelmäßig sehen, sind wir gemeinsam immer nur allein. Das ist ein rollenfreier Raum, den wir haben, in dem ich mich wohl fühle. Und den soll mir niemand wegnehmen.

Ich schaue Mercedes an. Ihr Gesicht sieht gewittrig aus, und ich bin plötzlich wieder sechzehn.

»Ähm. Also.«

»Du brauchst uns nichts vorzumachen. Was ist da los?«

»Muss das vor der Kleinen sein?«

»Mir ist das SO egal«, sagt Matea zwar vorlaut, bleibt aber sitzen und mustert mich, ein bisschen Schalk zuckt ihr um den Mund. Und ein bisschen grün im Gesicht ist sie auch.

»Halb so wild, ehrlich: Alles in allem sind wir wahrscheinlich noch nicht mal Freunde.«

»Ach ja!«, schnaubt Mercedes. Ihre Faust glüht rot, und sie hält sie halbhoch in die Luft, so dass ich mich hinter der Eingangstür verstecke, bis sie faucht,

»TÜR ZU! Du bist so dämlich, das ist wirklich zum Fürchten!«

»Bitte!?«

»Was läuft da?«

»Wir … *schlafen* halt manchmal miteinander«, sage ich. Aber dass ich es so lässig sage, macht meine Schwester noch fuchsiger also sowieso schon.

»Schlafen, ah ja. Also umdrehen und Augen zu?«, fragt Matea kurz und viel zu amüsiert, und Mercedes fährt ihr über den Mund:

»Junges Fräulein!«

»Altes Weiblein!«

»Fangt nicht schon wieder so an, ihr zwei, es ging doch gerade mal um mich!«, sage ich und winke, »Huhu, hier, ich!«

»Wahrscheinlich hast du dir bei ihm sogar dieses Ding eingefangen«, ungelenk zeigt meine Schwester auf meinen Schritt, ich stelle mich noch breitbeiniger vor ihr auf.

»Ahaha, Scheidenpilz kannst du auch einfach hormonell haben. Sag mal, bist du sicher, dass du überhaupt ne Vagina hast? Wann hat die eigentlich das letzte Mal jemand angeguckt?«

»Hör auf, so verdammt frech zu sein!«

Das Geniale am Streiten ist, dass ich mich dabei spüre, mich und die andere Person und sonst alles im Raum. Die Radiatorenhitze und das verdammte Jucken im Schritt, die Mayonnaise im Bauch und den Wodka im Gehirn. Mercedes sieht mich weißglühend an. Ich weiß gar nicht, ob wir uns schon mal angeschrien haben. Es macht mir Angst, aber es ist auch aufregend.

»Was habt ihr überhaupt miteinander zu schaffen? Woher kennt ihr euch so gut?«

»Also. Du hast uns vorgestellt, meine Liebe. Vor locker fünfzehn Jahren.«

»Aber doch nur einmal.«

Ich lache. Ein abschüttelndes Lachen, versuche, das Ganze sehr locker zu nehmen, aber stecke trotzdem schnell das Telefon ein, tief in die hintere Hosentasche, obwohl jetzt die Hose unangenehm spannt und ich mich ein bisschen dicker fühle. Ich ziehe den Bauch ein und sage:

»Einmal vorstellen reicht in der Regel aus, also echt. Will noch jemand was zu trinken?«

Ich kann mich nicht wieder an den Tisch setzen. Ich bleibe da stehen und fuchtele mit einer Colaflasche. Mercedes hört nicht auf, mich anzusehen. Ich beiße mir auf die Lippe. Habe keine Lust, ihr zu erklären, was dieses Verhältnis zu Till angeht. Ich habe das ewig nicht zu definieren versucht, und das ist das Angenehme daran.

»Du bist meine Muse«, sagte er einmal mit einem Käsebrot in der Hand.

»Für dein komisches Lügengeschäft, ja toll«, sagte ich.

»Wir können uns eben nicht aussuchen, was wir in anderen Menschen auslösen«, sagte er und biss in das Käsebrot.

»Tell me about it«, sagte ich und nahm es ihm weg.

So lagen wir einen bleichen Vormittag lang da. Ich erinnere mich gar nicht an seine Begründung dafür, warum er das eine Mal zu mir gekommen war und nicht ich zu ihm wie sonst üblich. Ela packte nebenan ihre Sachen, Rumpeln und Rascheln hier und da, zu okkupiert von ihrem Umzug, um irgendetwas anderes mitzubekommen.

Ein Mann in meinem Zimmer sah irgendwie falsch aus. Das dachte ich in dem Moment. Ich bereute es ein bisschen, ihn eingelassen zu haben, in unsere Wohnung, unseren Hafen, hier und da staubig, wohlriechend nach

Sägespänen, Tücher an den Wänden und ausschließlich solche klebrigen Stellen am Boden, deren Ursprung wir kannten. Ich schob seine riesigen Turnschuhe in eine Ecke. Dabei war auch dieses Treffen von mir ausgegangen. Jetzt lag er da rum, zwischen meinen neuen luxuriösen Leinenlaken in matten Farben und ging nicht weg, wie ein hartnäckiger Fleck, und ich tänzelte so ein bisschen in meinem Zimmer herum, rannte von einer Ecke in die andere und tat, als würde ich aufräumen. Irgendwann hatte er sich in meinem Bett ausgeräkelt, und ich sehe noch vor mir, wie er sich in aller Seelenruhe im Spiegel die Haare richtete, so ein Boyband Bob.

Ich mochte besonders gern die Gewissheit, dass wir uns niemals trennen mussten. Sondern dass wir einfach auseinandergingen. Und wenn es passte, wieder zueinander fanden. Ich mochte, dass ich nichts über seine Familie wusste, und ich mochte vor allem das Gefühl, nichts wissen wollen zu müssen.

Es gab kein Risiko. Wir mussten uns nicht wie Mercedes und Leni immer wieder an Bushaltestellen treffen und, als die Gehälter stiegen, in schicken Bars, um über unser Verhältnis zu sprechen. Wir mussten nicht gemeinsame Freundinnen abwechselnd besuchen und bei Einladungen zu Partys abtasten, ob die jeweils andere Person da sein würde, und dann abwägen, ob es sich lohnte, ob es gerade eine gute Idee war. Wir konnten einfach co-existieren.

»Ja gut, ich weiß, wo bei ihm das Müsli steht«, gebe ich zu und trinke einen großen Schluck Cola, sie schäumt und fließt mir in die Nase, ich huste und wische mit dem Ärmel meines guten Mone-Pullovers drüber.

»So würdest du das also beschreiben zwischen euch, ja? Den Abstand? Die Nähe?«

Mercedes bricht in einen Sermon aus, wie ich ihn von ihr ewig nicht gehört habe. Ich würde Till nicht kennen und ich wüsste nichts und sie würde mich ja nur beschützen wollen vor diesem Wahnsinnigen.

»Der ist doch auch dein Freund.«

»Er ist vor allem ein Mann.«

Das Telefon in der Hand, hatte ich mich neben ihm breit ausgestreckt am Heiligabend und geseufzt:

»Wenigstens bist du kein Johannes.«

Und als ich gerade – mal wieder, natürlich temporär – die Reihe Dating Apps löschte, ließ er sich noch einmal neben mich fallen, die Hände hinter sich abgestützt, den Blick und die blonden Bob-Strähnen auf mich runter gerichtet und gab zu:

»Das nicht, aber mein zweiter Vorname.«

»Till Johannes?! Komische Kombination.«

Die Strähnen wurden geschüttelt.

»Nein? Wie denn dann?«

»Maria.«

»Maria?!«

»Till Maria.«

»... Na toll. Wegen Rilke? Remarque? Warte: echt wegen der Religion?!«

»Mitnichten: nach Klaus Maria Brandauer«, sagte er maliziös.

»Du machst dir echt zu viele Sorgen, Cedi.«

»Hat das mit euch irgendeine Zukunft?«

Ich seufze, und zwar hörbar; leider gib es in Mercedes' Welt nur diese eine Art von Erwachsensein.

»Zukunft, blah. Es hat ne Präsenz, und das ist mir gerade schon genug, ehrlich gesagt.«

Mercedes ist inzwischen immer verkrampfter geworden in ihrem Stuhl.

Sherlock Mati lehnt sich zurück, Rücken in meine Richtung, auf meiner Seite des Raumes und sagt in einem Ton, der so selbstgefällig ist, wie man eben sein kann, wenn man sechzehn ist und den Eindruck hat, die Dinge zu durchschauen:

»Vielleicht ist Mercedes selbst in Till verliebt.«

Darüber lachen wir beide, Mercedes und ich, gleich laut auf. Schauen uns an. Nicken uns zu. Sind uns einig: Sich in jemanden wie Till zu verlieben ist fast unmöglich. Fast. Ela hatte mal ziemlich auf ihn gestanden, aber nur, weil er für sie so unerreichbar war, das mochte sie. Deswegen war sie auch von mir so weit fortgezogen. Das dumme Huhn. Ich denke an sie und daran, dass sich Geheimnisse schlecht einmal um die Weltkugel herum teilen lassen, dass sie irgendwie dafür gesorgt hätte, dass ich mein Telefon mitnehme, wenn mir die Scheide juckt und ich länger als eine Minute aufs Klo verschwinden muss. Weil Ela so einen siebten Sinn hat, weil sie die Dinge im Griff hat, weil sie, glaube ich manchmal, über Patzer erhaben ist und erst abbrechen muss, wenn sie alle Konsequenzen schon gut durchdacht hat. Und von ihrem Scheitern dann immer in einer konzisen, logischen Geschichte erzählen kann, die Lektion gleich mitliefern kann. Sie ist nicht fehlerfrei, sie ist sehr gut im Fehlermachen, im Aufrichten aber auch. Sie rutscht nie am Seil ab, sie zerfällt nicht, sie beginnt noch im sich entwickelnden Chaos, schnell zu ordnen. Als ich das erste Mal schwanger war, klatschte sie einmal in die Hände und dann mit der flachen Hand auf den Tisch, was ihre obskure Mischform von positiver und negativer Aufregung deutlich machen sollte, aufgeladen wie eine Batterie, der unermüdliche Ela-Akku, und sagte, das sei eine hervorragende Gelegenheit, um Till zu testen. Ich blickte sie ungläubig an, und sie antwortete, ohne mit der Wimper zu zucken, das sei ja klar, es gebe da nur eine richtige Antwort auf eine solche Eröffnung, und zwar: *Wie geht es dir damit?*

Dass er auf meine Antwort, danke, gut, aber ich müsste jetzt recherchieren, wohin ich für die Abtreibung gehen sollte, reagierte, indem er sich von einer Bekannten zwei Praxen empfehlen ließ, hieß für Ela summa cum laude. Dass er meiner Schwester nichts verraten sollte, musste ich ihm nicht sagen, er dachte sich gleich drei Alibis für mich aus, und dass er gut Geheimnisse behalten konnte, wusste ich ja schon.

Ela saß neben ihm im geliehenen Cabrio, als er mich nach der Behandlung abholte, und trank dann mit mir auf der Rückbank *Rotkäppchen,* während wir durch Nord-Berlin zum nächsten See schlingerten, auch wenn meine Beine noch ein bisschen zittrig waren und auch wenn ich den restlichen Tag lang nur auf der Picknickdecke lag und mich warm scheinen ließ und sonst wenig tat.

Einig schwebte zwischen uns die Frequenz: Ein Kind ist kein Liebesdepot, das du immer dann beanspruchen kannst, wenn du das brauchst. Und es ist auch kein Spiegel, in den wir schauen können, wenn wir uns unserer selbst nicht sicher sind. Es ist vielleicht eine Investition, aber eine komplizierte, und damit zu spekulieren ist mindestens unmoralisch. Einfach immer Sorgen bereiten und aufbereiten, Sorge als Geschenk, Sorgetragen als Hobby, Ängste als Ressource, Liebe als Ware. Etwas zu tun zu haben – alles echte und alles schlechte Gründe für ein Kind.

Was an dieser Erinnerung am meisten brennt: Ich vermisse Ela.

*Es ist 2021 / meine Freundin ist weg und entspannt sich / in der Südsee.*

Das rapp' ich ihr in einer Sprachnachricht, sobald ich aus dieser Bredouille mit meinen Schwestern entkommen bin, beschließe ich. Ich schaue auf die Uhr. Das neue Jahr ist fünf Minuten alt, und ich entscheide, nicht mehr über Till zu sprechen.

»Genug von Männern!«, ich mache eine wischende Geste, grinse überdeutlich in Mercedes' Richtung, huhu, guck mal, mir geht's primi, alles tutti, und frage lieb:

»Frohes Neues?«

Zweifelnd sieht sie mich an. Sie vertraut mir noch immer nicht. Und ich frage mich, ob sich das je ändern wird. Ab wann ist es leichter, anderen einfach zu liefern, was in ihre Idee von mir passt?

Ich gieße den beiden Cola ein. Aus meinem Rucksack hole ich den Joint und zeige ihn umher, schau freundlich auf die beiden hinab. Mercedes legt sich daraufhin die Finger auf die Augen, aber auch ein bisschen über Nase und Mund, um ihre Mimik zu verstecken, Matea dreht sich halb auf ihrem kippelnden Stuhl und umarmt meine Hüfte und nuschelt in die Pfennigtasche an meiner Jeans,

»Frohesch Neuesch.«

»Ihr seid komisch.«

»Wir dich auch! Komm in unsere Arme! Sonst kommen wir zu dir! Du hast keine Wahl!«

Radio Brocken spielt *Don't Stop Believing*. Wir hängen, mehr schlecht als recht, aber immerhin irgendwie, einander in den Armen, und wir tanzen, das heißt: Wir wanken als Menschentipi versöhnlich über dem Tisch umher. Sogar Mercedes tanzt, mit steifer Hüfte zwar und nicht ohne anzudrohen, für Till hätte das noch ein Nachspiel … aber immerhin: Sie sieht zwar wehrhaft aus, doch da sind weiche Linien. Ich gluckse, dass ich ihr jetzt auch Dinge über ihn erzählen könnte, die sie nicht wusste, und sie verdreht nur die Augen, spielt sehr nachdrücklich Angewidertheit und ächzt »Oh, bitte nicht«. Wir tanzen, bis wir bemerken, dass Muriel grad auf das Klappbett kackt. OH BITTE NICHT, und während Mati sorgsam die zwei Handvoll Seniorkatze in ihre Arme wickelt, wickle ich ihre Scheiße in das leere Plastikschälchen vom Tabouleh und Mercedes kratzt mit dem nassen Spülschwamm auf der alten Matratze herum und seufzt dabei, wie vielleicht Eltern seufzen: entnervt und ergeben.

Ich habe so viele Dinge in meinem Leben gemacht, um dir zu gefallen, und glaubte immer, du hättest davon kaum etwas gesehen, Mutti. Ich konnte lange nicht unterscheiden, zwischen dem, was ich tat, weil ich das wollte, und dem, was ich tat, um deine ungelebten Träume vor deinen Augen auszurollen wie einen roten Teppich, dich komplett zu machen, uns komplett zu machen.

Ich tanzte. Wegen der Postkarten mit Bildern von Anna Pawlowa an deiner Schlafzimmerwand. Ich wurde vegetarisch. Wegen Paul McCartney und wegen Pythagoras, überhaupt, gute Noten waren wichtig, selbst in Mathe, und jedenfalls: künstlerische Ambition. Sprachbegabung. Ich gab dir all das. Aber deine Aufmerksamkeit entwischte mir unentwegt.

Wenn ich in den Daunen lag und einschlafen oder aufwachen wollte, tasteten meine Blicke Chagalls Linien ab; ein Ausstellungsplakat, das in einem zu großen Rahmen mit schiefem Passepartout bei dir hing. Heute ist es neu gerahmt, in meinem Flur über deiner Kommode, es existiert noch immer. Die Ziegenböcke mit weichem Blick und die anderen seltsam tänzerisch-steifen Wesen, die durch Luft und Gräser schweben. Der schimmernde Dunst eines Versprechens, er liegt dort vor mir und suggeriert in aller Kurzweil des Einschlafens einen Frieden, ein Gleichbleiben, der Ziegenbock war mir eine Konstante. Dass ich dort in der Ferne, im Mittel- und Hintergrund, Paris erahnen sollte, war mir nicht klar; erst, als ich mit der Ferienreisegruppe auf einem Observatoire stand, erkannte ich die Traumstadt im blauen

Dunst hinter Chagalls Botanik. Sie hat mir nicht besonders gefallen. Aber die Reise nach Frankreich war unser Thema geblieben, bis ich sie wirklich antrat und du nicht. Nachdem ich zuerst gesagt hatte, ich würde gern nach Moskau. Wegen Pawlowa vielleicht, vielleicht wegen der sowjetischen Autoren in deinem Bücherregal, wegen deiner wenigen verbliebenen russischen Sprichworte und den zwei Wochen in einem sommerlichen Moskau, die einzige Flugreise deines Lebens, ein Jahr vor meiner Geburt, von der du mir eindrücklich erzähltest.

»Nach Moskau«, hatte ich gesagt. Du hast gelacht und geseufzt, trocken und halb anwesend, immer ein Auge auf die kleine Mati gerichtet, die neben uns auf der Couch umherkullerte.

»Bloß nicht nach Moskau.«

Also war es Frankreich geworden, eine Busreise, die für einige Wochen quer durch das Land führte, das heißt: sternförmig. Immer von Paris aus. Du hattest dir die ausgerissene Katalogseite kurz angesehen, die Route mit dem Finger auf der Karte nachgefahren. Dein prüfender Blick, das gedehnte *toooll* aus deinem Mund. Aus der Mark durch die Bundesrepublik über die Grenze nach Paris und dann von dort in die Umgebung, an einem Tag sogar bis nach Okzitanien.

Ich erinnere mich vor allem sehr genau an die französischen Hinweisschilder auf all die unwichtigen Städte am Straßenrand, unwichtig für die Französinnen, weil sie nicht Paris waren: gelbe Schrift auf grünem Untergrund – wie in der Sesamstraße – und das Schlagen der

Schläfe gegen die Scheibe, Vorhang hin oder her, vorgezogen oder zurück, zwischen dem Glas und meinem Schädel, das Schlagen und Rattern blieb, und dazu gesellte sich die Erkenntnis, dass es einem auch auf einer sehr schönen Reise sehr schlecht gehen konnte. Heimweh hatte ich, ja klar, und die Mobilverbindungen waren mies und teuer, für beide Seiten. Hautschuppen in den Polsterritzen, Rückstände von vielen Hunderten Klassenreisen, weil die Maueröffnung schon zwanzig Jahre her war. Sogar in der muffigen Höhle mit den Steinzeitmalereien konnten wir besser atmen. Da war, direkt auf Augenhöhe, diese Zeichnung eines kalbenden Rentiers, gequält sah das Tier aus, das man lange für einen verkleideten Schamanen und noch länger für so eine Art magischen Hirschmann gehalten hatte. Aber es war eine Kuh, aus der ein Kalb schoss – oder war das nur eine umstrittene These gewesen …? Ich erinnere mich an kaum etwas von den Vorträgen, die uns gehalten wurden, auch weil ich mein Sprachtalent vor allem gut simulieren konnte. Wenn ich Französisch redete, war das fast akzentfrei, aber ich verstand und sprach es nie so gut, wie es rüberkam, was mich nicht selten in Bredouillen brachte, aus denen ich mich dann mit Tollpatschigkeit und manchmal mit einem Schmollmund mühevoll wieder herausmanövrierte.

Doch selbst wenn ich dich einfach so hätte anrufen können, ich hätte mich niemals beschwert. Ich wusste, was dieser Trip dich gekostet hatte. Also besorgte ich dir verschiedene Postkarten mit Motiven, die ich aus deinen Bildbänden kannte, auch von Mont St. Michel, und kurz vor der Abreise kaufte ich im vierten Arrondissement diesen Anhänger, die drei Schnecken.

Tri-Skele: Ohne den Accent klingt es schwer, nach drei Skeletten. Mit dem Accent, Triskèle, wird es plötzlich leichter, könnte ein glänzendes, nautisches Instrument aus dem vorletzten Jahrhundert sein oder der Name einer Buchhandlung in der Rue Rambuteau. Triskèle.

Der Anhänger war in Plastik verpackt, und in wacklig gedruckten Lettern stand auf laminierter schwarzer Pappe etwas von Elementen, von Göttinnen, von der Libération Breizh und – natürlich – von Glück. Als ich dir den Anhänger überreichte und dir sagte, er habe mich an dich erinnert, antwortetest du mit Ziegenbockstimme, obwohl du das Stück noch eben für einen Dreischneuß gehalten hattest: »Die Triskèle ist eher aus der Bretagne. Und Mont St. Michel gehört zur Normandie.«

»So im stillen Kämmerlein wie Mutti hätte ich das nicht gemacht«, sage ich.

»Du sagst Mutti?«, fragt Mati.

»Ich sag immer Mutti. Also hab ich. Jetzt ist es irgendwie seltsam, das zu sagen.« Manchmal sage ich es noch im Kopf.

»Jedenfalls: anders als Mama.«

»*Mama*. Klingt wie eine andere Frau«, sagt Mercedes.

»Ist doch egal, ich meine nur: Ich hätte das alles viel lauter veranstaltet, wäre irgendwo runtergesprungen. Oder hätte mir eine Handfeuerwaffe besorgt.«

»Woher denn bitte?«

»Kontakte, Cedi.«

»So vernetzt bist du beileibe nicht.«

»Ich war schon immer mehr Berlin als du, Cederl!«

»Menschen, die *sehr Berlin* sind, zeichnen sich auch dadurch aus, dass sie von sich sagen, sie seien *sehr Berlin.*«

»Oder auch: *SO Berlin!* Und wenn schon: Mati ist mein Kontakt, Darknet und so.«

»Vergiss es, Waffen sind echt no fun. Da bin ich raus.«

Ich muss fast lachen darüber, wie ernst Mati diese Antwort gibt. Warum nur sind in unserer Familie alle so kalt, und ich bin so heiß? Das dachte ich schon bei der Beerdigung, die natürlich, wie alles andere, im kleinsten Kreis, also im kleinsten Dreieck, stattgefunden hatte. In einskommafünf Metern Abstand standen wir am Grab. Dabei war Mone bei der Arbeit beliebt, und aus der Theatergruppe hatten einige Kinder angemeldet, sie würden gern da sein. Und wir hätten gern einige Aufgaben abgegeben, also Mercedes hätte das gern, ob sie es gekonnt hätte, weiß ich nicht, und mir traute sie zu dem Zeitpunkt ja noch gar nichts zu. Aber wir brachen keine Regeln. Auch Mone hätte das nicht getan, ihr Rebellinnentum war im Zaum gehalten vom Aufwachsen mit der Stasi. *Stasi* hatte Omi zuletzt noch gemurrt, wenn wir versucht hatten, sie mit dem Telefon zu fotografieren oder ihr zu zeigen, wie Videotelefonie funktionierte. Auch Mone war nie besonders technikaffin gewesen. Vielleicht war auch deswegen eine Handfeuerwaffe nicht in Frage gekommen. Und geschafft hat sie es ja so oder so. Es ist jetzt schon fast ein Jahr her, kurz vor Mercedes' Geburtstag, die da stand wie in die Erde geschraubt. Mati immerhin hat geweint, und nicht nur das eine Mal. Sie weint wie Mercedes: entsetzlich ästhetisch, große runde Tränen aus ihren schmalen braunen Augen, die Nase ein bisschen rot, der Wind hat die rosé getönten Haare um ihr Gesicht geweht. Und weil ich das seit ihrer Kindergartenzeit nicht mehr an ihr gesehen hatte, sagte ich:

»Aber du weinst ja.«

»Natürlich weine ich, du Blödmann«, sagte meine Schwester zu mir, »meine Mutter ist gestorben!«

Ich stand bei der Beerdigung und dachte JA JA JA. So ist's recht. Das ist dein Modus Vivendi, Mira, this is where you thrive. Im Dickicht meiner Trauer war ich seltsam geborgen.

Ich traute mich kaum zuzugeben, dass ich auf eine Art beruhigt war, sie nun tot zu wissen, und dass ich von ihr nichts mehr zu erwarten brauchte. Sie war mir zuvor schon abhandengekommen.

Die Vernunft spricht gegen den Selbstmord. Und Mone gegen die Vernunft. Das passte also gar nicht schlecht. Sich dem Gewaltmonopol des Schicksals zu entziehen, wo schon jenes des Staates überlebt worden war. Vor der Abwicklung noch schnell abspringen, rechtzeitig, der Treuhand entgehen.

Unsere Geschichte erzählen wir uns selbst. Sie entsteht mit jedem Schritt, sie läuft, verwächst und entwickelt sich rückwärts in der Zeit. Der Anfang, wie die Geschichte beginnt, verändert sich mit dem fortschreitenden Alter, und was zum Schluss von uns als Erzählung bleibt, das ist vom ganzen Weg nur ein Bruchteil und im besten Fall ein weise gewählter Ausschnitt. Vielleicht eine Handvoll Anekdoten oder ein paar liebende Gesichter, die sich freuen über jede Gelegenheit, bei der sie durch das Erinnern belebt werden können. In der Hand aber haben wir das dann nicht mehr. Wir geben die Geschichte ab.

Die Nummer ist besser, wenn der Clown selbst das Licht ausschaltet. Wenn der Löwenbändiger sich fressen lässt. Wenn die Mutter der Angst vorbeugt, in dem sie abtritt. Das ist ein sauberer Schluss, und Vorhang.

*DunkelwarsderMondschienhellealseinAutoblitzeschnelleschleichendumdierundeEckefuhrdrinnensaßenstehendLeuteschweigendinsGesprächvertieftalseintotgeschossnerHaseSchlittschuhübernSandberglief.*

Wir sagen den Spruch auf wie einen Hexenreim, wir beschwören die Geister, das Licht bleibt aus, der Strom bleibt weg. Die Radiatoren waren unbemerkt nur noch auf Resthitze gelaufen, durch das kaum isolierte Fensterchen und die zugigen hölzernen Wände ist die Wärme herausgeschlichen aus unserer Hütte und hat der Kälte Platz gemacht. Wir legten uns zu dritt in das Klappbett, im Löffel hintereinander, die drei Körper zu einem C geformt, Mati an der Wand, in der Mitte Mercedes, ganz außen ich, mit der C-Kurve die feucht abgewischte Stelle umgehend, die jetzt nach *Rei in der Tube* und Spülmittel riecht.

Die Kälte kriecht durch die Türritze und durch die anderen undichten Winkel der Datscha zu uns, bis ins Bett, unter die Decken und in die besockten Füße, bis Mercedes fluchend hochruckt und die Hände auf die schwarz lackierten Biester legt, an denen sie sich vor ein paar Stunden noch verbrannt hat. Die Datscha hat schon ein halbes Jahr keinen Strom mehr. Der Generator hat es nicht ins neue Jahr geschafft. Die Radiatoren sind eiskalt.

Mati schält sich aus dem alten Schlafsack, mit dem sie sich zugedeckt hat, und tastet sich durch die Hütte bis zum Lichtschalter. Es klickt und bleibt stockfinster. Einen Moment lang stelle ich mich schlafend, will mich damit nicht befassen.

»Tu nicht so!«, sagt Mercedes ruppig und schüttelt mich an den Füßen.

»Ihr seid wach. Wir haben keine Angst. Wir müssen ein Feuer machen! Wir überleben sonst nicht, bis es hell wird.«

»Wollen wir wetten«, schmatze ich müde und brummle, dass es kein Feuerholz gäbe, »ich war ja hinten beim Klo, da war das sonst gestapelt, da ist null Komma nix.«

Ich ächze, weil mein Telefon mich so blendet. Immerhin: keine neuen Emojinachrichten von Till, aber eben auch die Uhrzeit: »Es ist vier Uhr dreißig.«

»Eben«, faucht Mercedes, »eben, und es sind noch vier Stunden bis zum Sonnenaufgang.«

»Das ist ja schön«, fauche ich zurück, »aber was willst du denn verbrennen? Die alten Kirschbäume? Die sind doch total feucht.«

Dann kracht es. Ich leuchte mit meiner Taschenlampenfunktion hinüber zu Mati, die den morschen Fensterladen in den Händen hält, den sie offensichtlich gerade aus der Wand gerissen hat.

»Spinnst du«, entfährt es mir wie von einer anderen Zunge, und Mati sieht mich an, weil sie so einen Ton von mir nicht kennt und sie sieht hinüber zu Mercedes, von der sie so einen Ton kennt, und die, nur schwach von meinem Telefonlicht sichtbar gemacht, sagt: »Eigentlich keine schlechte Idee.«

Und mit verkaterten Köpfen und in all unsere Klamotten gewickelt, reißen wir mit bloßen Händen, mit dem Schürhaken, den wir in einer Ecke finden, mit einer kleinen Gartenschaufel, die Latten aus der dürren Vertäfelung, immerhin echtes Holz, nicht Linol, nicht Plastik wie der Boden und die Tischdecke und die Vorhänge und wie so vieles in dem Haushalt, in dem wir Jahrzehnt für Jahrzehnt für Jahrzehnt aufgewachsen sind. Echte alte muffige Kiefer. Klebrig noch an manchen Stellen, wo mal Harz gewesen ist. Wir schultern das Holz und leuchten uns den Weg zur alten Feuerstelle, ein bisschen Sand und drumherum ein Kreis Wackersteine, wie aus dem Märchen, wie aus dem Bauch des Wolfes. Und drumherum noch größere Klumpen: ein Muschelkalk, ein Standstein und einer, dessen Namen ich vergessen habe, jedenfalls groß und grau, auf dem es sich besonders rau und kantig sitzt. Wir schichten das Holz auf, wir nehmen die Watte aus einem alten Kissen, wir nehmen das Feuerzeug, mit dem ich den Joint hatte anzünden wollen. Wir sind wach, und wir machen ein Feuer. Wir haben keine Angst, wir haben kalte Füße.

Wir schieben alte Kartoffeln tief in die Glut. Wir sitzen im Dreieck. Wir könnten uns ins Auto setzen, wir könnten losfahren, aber wohin? Wir haben keine Wohnung mehr, hier in diesem Nicht-Ort, und das letzte Häuschen, das wir haben, haben wir gerade abzureißen begonnen.

Ich schaue in die Gesichter meiner Schwestern. Sie sehen kaum verwandt aus. Im Aufwachsen hatten wir das immer wieder gehört, wir würden gar nicht aussehen, als gehörten wir zusammen.

Ich würde gern einen Tee kochen, aber wir haben keinen Topf, deswegen müssen wir Wodka trinken.

»Das ist so richtig ostig, dass wir die ganze Zeit saufen«, sagt Mati, die sonst nie etwas über den Osten sagt. Ich lache, und Mercedes verzieht das Gesicht.

»Du bist doch überhaupt nicht ostig. Ihr seid beide Westkinder.«

»Sagst ausgerechnet du, du wohnst fast direkt am Ku'Damm«, wende ich ein, »und außerdem: Ich bin gar nichts von beidem. Im Osten bin ich ein Westkind gewesen, klaro, und im Westen und allem, was sich für westlich hält, also zum Beispiel auch in Berlin, da bin ich ein Ossi. Aber eigentlich bin ich gar nix von beidem. Du bist wenigstens ein Ausrufezeichen, ich bin immer ein Fragezeichen.«

»Dann bin ich ein Semikolon«, sagt Mati zufrieden.

»Never! Das Semikolon ist viel zu cool. Du bist ein Punkt einfach, ein Pünktchen.«

»Ein Krümel«, ergänzt Mercedes zu meiner Zufriedenheit.

»… Ihr seid gemein.«

»Naja, du bist eben die Kleinste.«

»Die Kleinste ist doch Muriel.«

»Selbst die ist ein Jahr älter als du.«

»Wo ist die eigentlich?«

»Ach, die wurschtelt da irgendwo in den Kirschen.«

Ich spüre die Kälte in den Knochen und die Feuerholzwärme. Halte die Schuhspitzen nah an die Glut.

»Traut ihr euch, drüberzuspringen?«

Ich nicke in die Flammenzungen, die sich gerade über den letzten Teil des Fensterladens hermachen. Mati nimmt einen Schluck Wodka und sagt:

»Ich hätte irgendwie Angst, mir die Scheide zu verbrennen.«

»Vielleicht hilft das wenigstens gegen meinen Pilz, hey«, ich kratze mich im Schritt, die Finger zu einem Rechen geformt, »meine Vulva schmeckt jetzt nach Mango, aber mehr habe ich auch nicht von diesem ollen Sojajoghurt.«

Und jetzt sagen beide gleichzeitig, als würde das was helfen: »Mii-raa!«

Mati kichert und nimmt die Katze auf den Schoß, die gerade um die Ecke gestrichen kommt. Die rollt sich ganz vorn am Knie zu einem flauschigen Laib zusammen, so nah am Feuer, dass die Schnurrhaare jeden Moment versengt werden könnten. Gähnend versenkt sie die Krallen in Matis dicker Jogginghose, und die zischt leise und lässt es trotzdem geschehen. Mercedes sieht mich an und versucht, den Kopf zu schütteln, aber ihre Mundwinkel graben sich tief in ihr Gesicht dabei, so als ob sie sich nicht helfen könnte.

»Muriel stinkt nach Rauch.«

»Mati, hast du ihr wieder Zigaretten gekauft?!«

»Lagerfeuerrauch, du Nulpe.«

Mercedes zerklopft zuverlässig meine Witze.

»Hat mal wer den Schlüssel? Ich bring sie ins Auto.«

Matis Augen sind ganz klein, und wir wissen, dass sie nicht nur die Katze hinlegen will, sondern sich selbst auf der Rückbank einrollen wird. Mercedes gibt ihr den Schlüssel und erklärt ihr, wie die Sitzheizung funktioniert, damit sie sich keine Blasenentzündung holt. Die Steine unter unseren Hintern sind mittlerweile warm. Ich schaue Mati zu, wie sie sich durch das hohe Gras zum Gartentor kämpft im orangen Licht des Feuers, tap, schlurf, tap, schlurf, und über ihrer Schulter wedelt die blaue Schwanzspitze ein bisschen auf und nieder.

»Du hattest ja so eine Ostkindheit«, sagte mal zwischen den Vorlesungen ein Typ aus dem Saarland zu mir, und ich wollte sagen: »Du hattest ja so eine Süd-West-Kindheit.«

Aber ich war 18 und hatte zu dem Zeitpunkt keinen Begriff davon, worüber ich mich am Saarland lustig machen könnte, und erwartete schon ein Gewitter aus Nazi-Witzen und Bananen-Witzen, obwohl wir allesamt nach neunzig geboren waren. Diese Sprüche blieben eine stabile Nummer, manche wuchsen sich aus zu nacktem Spott:

»Ja, kein Wunder das mit deiner Mutter und Frankreich, diese ostdeutschen Frauen, die idealisieren immer eins dieser Länder, und dann lassen sie sich noch nicht mal davon enttäuschen, wenn sie da erste Mal *drüben* sind, total blind vor Liebe, fanatisch und blind.«

Der Saarland-Typ aber sagte:

»Na, Kindergarten, Krippe, mit drei Monaten von der Mutter weg und so!«

Und in seinem Gesicht stand eine Art Mitleid, dass ich unter meinem Tisch Finger- und Zehenknöchel knacken lassen musste. Mit vergifteter Anteilnahme, mit winzigen Aggressionen im Teigmantel, geht es sich gar nicht so leicht um.

Ich verzog nur den Mund und sagte:

*»Sterpitsja, sljubitsja.«*

Am Ende des Semesters gingen eine Reihe von uns – jene, die auf eine HiWi-Stelle spekulierten – mit dem Professor zum Italiener um die Ecke, wo wir an einem langen Tisch saßen und so taten, als würden wir uns mögen. Obwohl ich nie Probleme hatte, unter Leuten zu reden, hielt ich mich zurück, weil die veränderten Persönlichkeiten der anderen mir komisch vorkamen. Später würde mir ebenjener Professor raten, mir eine *Berufsjacke* zuzulegen, eine Persona, die ich anziehen, die ich sein könnte, bei solchen Gelegenheiten. An jenem Abend schätzte er, dachte ich kurz, dass ich nicht mit so einer Selbstverständlichkeit wie der Rest in irgendeine Rolle ging, und sagte über seinen Weißwein hinweg: »Ja, Sie sind eine von diesen guten ostdeutschen Frauen, schlau und *so bescheiden.*«

Ich rollte die Lippen zwischen die Zähne und biss darauf, kniff auch die Augen freundlich nach oben gebogen zusammen. Ließ die Bemerkung wie einen Flusslauf an mir vorbeiziehen und trank dann meine Spezi aus, bestellte mir schnell noch eine, während die Kommilitoninnen sich schaumige Cocktails aussuchten mit einer Selbstverständlichkeit, als hätten sie nie etwas anderes getan. Ich blieb, wo ich war, und saß mir den Po wund.

Ich hatte mich zu dem Zeitpunkt lange nicht mehr eingepinkelt, aber an dem Abend vergaß ich, auf die Toilette zu gehen. Früher hatte ich das immer bis zur letzten Sekunde abgewartet, bemüht darum, Leute aussprechen zu lassen, alles anzuhören. Nach dem Besäufnis, das für mich aus zuckrigen Limonaden bestanden hatte, tröpfelte in der U-Bahn der Urin am Saum meiner Culotte Hose hinab auf meine Sandaletten und dazwischen auf den grauen Boden, gelb-heiß, sofort spürte ich das Brennen an den inneren Oberschenkeln, auf dem Weg zu meiner Wohnung scheuerte ich mir die Haut auf. Ich schämte mich, aber es war der Wedding und nachts, und niemanden kümmerte das, und das mochte ich so an diesem Bezirk.

Nach mehreren Jahren, einem Studienabbruch, ein paar Trennungen und vielen Bemerkungen über meine *Ostkindheit*, hatte ich es satt, darüber zu schweigen. Ich beschloss, mich laut zu schämen, mich lachend zu schämen, mich ehrlich zu schämen, mich am Kopf zu kratzen und rot zu werden, diese meine Scham vor mir herzutragen, mit breitbeinigem Gang.

»Das kommt von den Baumwollwindeln bei euch im

Osten«, hat sogar Ela gesagt, als ich ihr die Anekdote aus der U-Bahn Jahre später erzählte, und dass es daran läge, dass wir so schnell hätten trocken werden müssen und ohne Mutterliebe und dass wir sitzengelassen worden wären in unserem eigenen *Filth*.

Ela geht bis heute ständig aufs Klo, ihre Harnblase ist das Organ mit der größten Priorität, auch die Niere kommt noch lange vor Herz und Lunge und Magen. Wann immer ein Klo in der Nähe ist, setzt sie sich darauf, das heißt, sie hockt sich, ohne die Schüssel mit dem Hintern zu berühren, darüber.

Ich hatte an diesem Abend mit dem Professor alles zurückgehalten, weil ich kein Wort verpassen wollte, keinen Moment, der dann an mir vorbeigezogen wäre, weil da nicht nur diese Sprüche sein sollten, die von mir übrig blieben. Ich wollte auftauchen in der schwachen Erinnerung der Vorlesung, ich wollte manchmal etwas nicht ganz Dummes sagen, vor allem: präsent sein. Da sein und ganz offen, auch meine Achselhöhlen und Kniekehlen, alles sollte Fläche sein, um alles aufzunehmen, alles mitzunehmen, auch wenn mein Mund vorerst geschlossen blieb.

Aus dem Kofferradio säuselt, weil leise gedreht, der schreiende Freddie Mercury *All we hear is Radio Gaga*, und das ist das richtige weiße Rauschen, um in die Flammen zu sagen:

»Manchmal wünsche ich mir noch einen letzten Dialog mit ihr – es wäre das erste richtige Gespräch in unseren Leben.«

Mercedes schweigt.

»Aber wahrscheinlich hätte sie eh nichts gesagt. Sie hat mich immer gehasst. Sie als Allererste.«

Ich bin mittlerweile so betrunken, dass mir die Sätze aus dem Mund fallen. Wodka scheint den Selbsthass und das Selbstmitleid gleichermaßen zu befeuern. Mercedes atmet druckvoll durch die Nase aus.

»Niemand hasst dich. Und du bist auch viel zu alt, um so was zu sagen, also hör auf.«

Aber ich höre nicht auf.

»Ich bin also egal. Ganz egal.«

»Mira.«

»Schau mich an!«

Ich werfe noch zwei Kartoffeln in die Glut, so dass die Flammen Schluckauf bekommen, ein paar Funken sprühen, höher züngeln.

»Ich schwöre, du wirst aus Versehen durch mich durchschauen. Oh: oder nur zurück! Du wirst nur dich selbst sehen, als wäre ich so ein Spiegel. Ich werde nie ne Verbindung zu ihr haben. Warum konnte sie mir das nicht geben? Ich habe alles getan, was sie wollte. Und wer bekommt die Rückzahlung am Ende? Mati. Ohne irgendwas dafür zu tun. Und ich liebe die kleine Raupe, aber fuck, ich war *noch* nie und nie *wieder* in meinem Leben so neidisch.«

»Was sagen deine zwei Therapeuten dazu?«

»Innen. Es ist ein Frauenpaar.«

»Oh.«

»Ja. Ob ich keine eigene Familie will, fragen die. Sie fragen zum Beispiel ständig nach Till.«

»Im Ernst?!«

»Keine Angst. So meinen die das nicht. Nicht Beziehung, Mercedes, nicht so eine Beziehung, also, sondern anders: Familie eben.«

»Oh. Wahlfamilie.«

»Ja. Wahl-Familie.«

Einen Moment hängen wir beide mit dem Kopf in verschiedenen Wolken, aber dann:

»Mira, als du klein warst, wurde Mutti gerade krank.«

»Warum sagst du auf einmal Mutti?«

»Um dein inneres Kind anzusprechen.«

»Mhm. Weiter.«

»Weißt du nicht mehr, was ich dir gesagt habe, damals? Der große schwarze Hund.«

»Och, dieser scheiß Hund! Ich hasse Hunde!«

»Ja ja, Katzen gewinnen, Hunde spinnen … Du weißt doch, dass ihre – Abwesenheit nicht mit dir zu tun hatte.«

»Natürlich weiß ich das. Aber ich fühl das nicht. Und jetzt stehe ich da und habe gar keine Wurzel mehr, ich könnte jeden Moment weggeblasen werden, einfach so. Wir hatten nie so ein Gespräch. Dieses eine Gespräch.«

»Dann machen wir das eben jetzt.«

»Was?«

»Eine Aufstellung. Ich bin Mone. Gib mal das Ding.«

Ich reiche ihr den Anhänger, nach dem sie verlangt, und sie hängt sich die Kette um, das keltische Symbol sieht eigenartig an ihr aus.

»Du kannst mich jetzt alles fragen.«

Ich zögere nicht, auch weil der Moment gleich wieder vorbei sein könnte.

»Warum hast du mich nie geliebt?«

»Wie kommst'en darauf?«

»Du musst ihren Dialekt nicht nachmachen …«

»Wie kommst du darauf?«

»… Du hast mich nie gelobt.«

»Das heißt nicht, dass ich dich nicht geliebt hätte.«

»Ok, reicht.«

»Komm schon, du weißt doch, wie sie ist. Bleib halt ein bisschen eisern. Nicht immer gleich einknicken. So wird das nie was mit dir!«

»Wer bist du noch mal?«

»Stimmt. Verzeihung. Also?«

Mercedes' elegantes Profil im Flackerlicht. Ich angle mit dem Feuerhaken eine Kartoffel aus der Glut, sie dampft, ein verkohlter Klumpen zwischen meinen Fußspitzen. Ich puste, ich picke sie vorsichtig an, balanciere sie mit den Füßen bis zu meinen Händen hoch, wärme mich an der bröseligen Haut.

»Ich hatte nie das Gefühl, dass du mich liebst.«

»Warum?«

»Du hast es mir nie gezeigt.«

»Ich habe es versucht.«

»Du warst immer beschäftigt.«

»Das stimmt.«

»Du hattest zu wenig Zeit für mich.«

»Das tut mir leid.«

An ihr perlt alles ab. Ich bin sechzehneinhalb. Ich sitze auf der Waschmaschine und schaue zu, wie Mone sich die Haare kämmt. Seufzend zieht sie immer wieder lose Strähnen raus, das Baby kostet sie viel. »Schwangerschaften sind Krieg, sag ich dir«, sagt sie, und ihr Spiegelbild zwinkert mir zu. Es ist nur ganz kurz, aber es ist etwas. Ein Flackern. Ich fange an, mit den Füßen zu baumeln, meine Fersen pendeln immer kurz in die Waschtrommel hinein und dann wieder raus, nackte Fußspitzen Richtung Wanne. Ich schaue zu, wie sie die Lippen umrandet, gespitzt zu einem kleinen Herzen, schaue im Fenster, ob mein Mund die gleiche Form ergibt, wenn ich die Lippen schürze. Das Bad ist nebelfeucht. Aber sie hat diese Technik, weiß ich, zu lüften, den richtigen Zug durch die Wohnung zu führen, und dann ist der Dunst fort.

»Warum hast du mich bekommen, wenn du so beschäftigt warst?«

»…«

»Also?«

»Es hat sich eher so ergeben.«

»Ergeben.«

»Ja. Du warst nicht geplant.«

»Das tut weh.«

»Die wenigsten Kinder sind Wunschkinder. Keine von euch dreien war – in dem Sinn geplant.«

»Auch Mati nicht?«

»Auch Mati nicht.«

»Na toll. Klingt, als hättest du dein Leben im Griff gehabt.«

»Das hab ich nie behauptet.«

»Du bist ein schlechtes Vorbild.«

»Das stimmt.«

Die Knolle ist immer noch etwas zu heiß. Aber ich halte durch, breche vorsichtig die Schale auf, reibe die verkohlten Reste beiseite, zum Vorschein kommt das weißgelbe Fleisch einer durchgebackenen Frühkartoffel.

»Aber ich habe es versucht, bei euch allen auf andere Weise.«

Ich schaue auf Mercedes' Hände, die den Anhänger halten. Ich erinnere mich, dass er also immerhin so lange in Mones Besitz war. Und Mati taucht aus dem Dunkel, am Gartentor, schlurft durch das Gras herüber.

»Oh, Mamas Anhänger.«

Sie hat doch nur die Katze ins Bett gebracht, sie will doch hier sein, aber vielleicht hat sie mal eben kurz die Äuglein geschlossen, denn sie wirkt wieder ganz hellwach. Ich lächle schief.

»Wir channeln sie gerade.«

»Und was sagt sie?«

»Sie mag dich am liebsten.«

Mati gluckst und setzt sich ganz dicht neben mich, küsst mich auf die Wange, das tut so gut, dass ich seufze und meinen Kopf auf ihren lege. Sie riecht in den weichen Haaren immer noch ein bisschen wie als Säugling.

Aber Mati ist kein Säugling mehr, sie nimmt den Anhänger, den Mercedes ihr nur wenige Zentimeter über das Feuer hinweg zuwirft, pendelt damit und schmatzt:

»MATI, das Internetz ist schon wieder weg! Ganz schlechter Empfang hier oben, kannst du mir da nich mal helfen, wozu seid ihr jungen Dinger denn da!«

Wir lachen alle. Dann drückt sie mir das Stück in die Hände, und mir wird übel. Mir kommen die Tränen. Ich atme tief ein und aus. Schaue den Anhänger an, der jahrelang um ihren Hals gehangen, wahrscheinlich meist tief zwischen ihren großen Brüsten gesteckt hat. Oder er lag wertlos, unbeachtet in einer Schublade. Langsam dämmert mir, dass beides möglich ist und ich die Wahrheit nicht erfahren werde.

»Ich weiß nicht«, sage ich.

»Doch, weißt du. Was sagt se?«

»Mach doch, was du willst«, bebt es dann aus mir. »Ich bin egal. Es ist egal, was ich mache.«

»Es ist egal, was du machst.«

»Mach doch, was du willst.«

Immer wieder klingeln diese Sätze in meinen Ohren, auch Mati sagt es noch mal und auch Mercedes, beide sagen es gleichzeitig, und auf einmal klingt der Satz ganz anders. Klingt er, wie das Losmachen einer Kette, klingt er nach Befreiung, nach Leichtigkeit.

*Mach doch, was du willst!*

Und dann ist es vorbei, der Rotz läuft mir aus der Nase, und auf die Muschelkalkbrocken am Feuer passen unsere drei Hintern gleichzeitig drauf, als meine Schwestern sich wie Spatzen im Winter von rechts und links an mich drücken und ich heulen und schluchzen kann, dass das Zwerchfell zittert und die Flammen vor mir wackeln und die Sterne über uns verwischen. Es dauert Minuten an. Es hinterlässt Schmerzen und ein Pochen zwischen den Schläfen, aber, nachdem ich mich in meinen Schal geschnäuzt habe, auch eine freie Nase und gewaschene Augen.

Ich spüre die Wangen der beiden, wie anders sie sich anfühlen, und mag das Gefühl, vor allem gleichzeitig. Ich weiß, dass ich jetzt am besten einen leisen, einen weichen Witz mache, damit sie wissen, dass das Gröbste erst mal überstanden ist.

»Ehrlich gesagt, bin ich schon überrascht, dass so was gerade von dir kommt«, und ich pike Mercedes mit dem Anhänger in ihre Winterjacke, die so dick ist, dass sie das vermutlich kaum spürt. Sie ist so vernünftig und trägt Daunen.

»Familienaufstellung, echt …«

»Sie hat eine Coach.«

»Was??«

»Ich habe doch gesagt, du sollst mich gefälligst nicht mehr ausspionieren!«

Mati bekommt eine Kopfnuss über meine Schultern hinweg, und ich lache, mit einem bisschen Rest von Rotz und Sabber.

»Mati, wir müssen wirklich dafür sorgen, dass du auf die richtige Seite kommst, sonst wirst du noch so eine fiese Hackerin.«

»Ich musste gar nicht spionieren, ich schlafe im Zimmer nebenan, und auch wenn die Wände in diesen alten Häusern dick sind, Alter, die Türen und Fenster?!«

»Ja, gut. Durch die hört man einfach alles«, gesteht Mercedes. Und Mati nickt.

»Jedes Mal, wenn irgendwer im Treppenhaus ist, denke ich, da bricht jemand ein.«

»Na, wir haben ja eine Wachtmeisterin«, Mercedes zeigt auf das Auto und meint die Katze.

»Auf die würde ich mich nicht verlassen, die ist ein Angsthase – und bestechlich«, winkt Mati ab.

»Außerdem scheint sie einen Soft Spot für die böse Seite zu haben, siehe Frau Ritter.«

Ich bekräftige mit Schaudern:

»Die ist wirklich evil.«

»Habt ihr ne Ahnung, die war schon vor 25 Jahren bös, nur auf die staatsdienliche Art.«

»Lebt die wohl immer noch?«, frage ich mich laut, und Mati runzelt die Stirn.

»Wir haben die vor ein paar Monaten erst gesehen.«

»In dem Alter kann man doch nicht wissen!«

Aber Mercedes sagt entschieden:

»Die wird uns alle überleben. Kauft immer noch ein, was es auch vor der Wende schon gab: saisonales Gemüse und die gute Butter.«

»Butter ist gar nicht gesund.«

»Ja ja, und Milch ist Gift.«

»Ist die Ritter nich immer noch Rohköstlerin? Wahrscheinlich immer noch heimlich verliebt in den alten Geschonneck.«

»Geschowas?«

»Zeigen wir dir, wenn wir zu Hause sind, Mati.«

Unser Heimatort, unser aller drei Geburtsort, unser Aufwachsort ist ein Ort, den wir einmal gekannt haben. Alle drei mehr oder weniger gut. Keine von uns wird hierher zurückkehren. Als es hell wird, lassen wir den Garten hinter uns, die Kirschbäume und das Feuer und die Hütte. Wir fahren an dem Wohnhaus vorbei, das nicht mehr unseres ist, und wir hoffen ein wenig, dass wir den Schmerz zurücklassen können, auch wenn er uns sicherlich nachschleicht, mindestens die nächsten vier Jahre, aber wahrscheinlich immer ein bisschen.

# FEBRUAR

Das Layout des Zitterwaldes ist denkbar einfach. Tannengrün, #26392f, darauf: Eierschalenschrift. Nicht zu grell, doch hell genug, hebt sich schön ab. Die Sub-Channels sind nicht durch Schriftfarben, sondern durch Schriftarten abgeteilt, am Wasserfall fließt Times New Roman, in den dunklen Höhlen wird Arial geschrieben, Verdana auf der Lichtung, und nur in einer gut versteckten Ecke, eine Easterecke, beim Kaninchenbau, darf es Comic Sans sein.

*Der Zitterwald wird von Hirschmenschen bewohnt und anderen Zwischenwesen, Vogelblumen und Baumpersonen, Fuchsschweinen und Steinkäfern. Er ist ein kompliziertes Ökosystem, das es in Balance zu halten gilt. Die Pilzschnecken fressen vom Wimperngras, das Wimperngras wächst auf dem Humus, der entsteht, wenn die Kadaver der Lehmluchse verwesen. Nur in der Dämmerung streifen die Sandwölfe umher, doch auch der Tag liegt im Halbschatten der Tannenriesen und die Sonne fällt nur in Streifen durch das Geäst.*

*Der Maat erinnert sich nicht, wie er hierhergekommen ist. Aber er trifft, was er für unmöglich gehalten hat, seine Artgenossen. Sie sind nicht sofort zu erkennen, eine gebärende Rentierkuh hält er zunächst für eine Hirschfrau. Und übersieht dafür beinahe einen Knabenbock, der an einem der knallenden Tage an ihm vorbei, über die Lichtung und tief ins Dickicht jagt. Er weiß nun, dass er sie hier finden kann. Die, von denen er abstammt. Und auch wenn er weiß, dass das Leben auf See ihn verändert hat, so sucht er doch im alten Wald das Neue und im Schutz die Erkenntnis. Er ist hungrig nach Wärme und durstig nach Wissen. Er will lernen und atmen. Und wie er die Hufe in die Nadeln setzt, erkennt er, wie gut der Halt ist, wie sich die Wurzeln wie von selbst überschreiten. Wie unter jeder zweiten Borke eine Zwischenmahlzeit darauf wartet, aufgebrochen, gefunden, geschleckt zu werden. Und sobald er in den Schatten der Bäume verschwunden ist, gleitet er durch die Korridore, die der Wald ausgeformt hat, durch kleine Tümpel, ohne zu versinken. Nur manchmal bleibt ein Zweig im weit gewucherten Geäst seines Geweihs hängen, manchmal sogar Blüten, und an einigen Stellen beginnen die Hörner, silbernes Moos anzusetzen.*

*Pilze wachsen im Zitterwald an jeder schattigen Stelle. Am liebsten mag der Maat, der jetzt kein Maat mehr ist und auch kein Kapitän, die Fliederhüte. Ihre Köpfe sind pfenniggroß und glänzendviolett, ein bisschen süßlich und ein bisschen herb zwischen den Zähnen, eine kräutrige Note. Und dabei sehr schön anzusehen. Er hat zunächst Hemmungen, sie zu essen, wegen dieser Schönheit. Eine Weile hat es gedauert, bis er verstand, dass er, wenn er seinem Drang nachgab, nur ein paar Fruchtkörper vom Boden pflückte, von der oberen, weichen Erdschicht abzwickte. Und dass der eigentliche Pilz das verborgene Netz aus Seidenfaden ist, ein durch den ganzen Wald verzweigtes Geflecht, das unterirdisch pulsiert, ein großes Wesen, viel älter als er und viel erhabener, ganz ohne Krone und Titel. Eine große Kraft, die sich durch die Oberfläche stiehlt mit einzelnen kleinen Zeltstädten. Das hat ihn so beeindruckt, dass er, egal, wie viele kleine violette Schirmchen der Maat sich genehmigt, unter seinen Hufen stets den Puls des Pilzes zu spüren meint, wie einen Herzschlag oder ein beständiges Ticken des großen Waldwerks. Er weiß, dass auch dieser große Pilz zu verletzen ist. Dass er dann und wann marode Stellen hat, hier und da durch Trockenzeiten geht oder nur knapp eine Überschwemmung übersteht, denn der Wald ist groß. Aber weil dieses Pilzwesen aus so vielen Armen und Ranken, aus Rhizomsträngen und Fruchtkörpern besteht, ist es stets in der Lage, sich aufzufangen. Weil alle Stränge gemeinsam so weit reichen und irgendwo immer noch Wasser zu finden ist, und Nahrung, und auch wenn es manchmal Einbrüche gibt, wächst der Fliederhut beharrlich weiter, und alle Teile seines Netzes können sich drauf verlassen. Und im Vergleich zu allem, dem Großen und Ganzen, sehen die kleinen Leerstellen, die trockenen oder von Krankheit befallenen Winkel eigentlich klein aus. Seit der Maat davon weiß, hat sich die Vorsicht seiner Schritte verändert. Er geht nun nicht mehr ängstlich, aber achtsam. Das Schlafen fällt ihm leichter, weil er weiß, dass unter ihm gelebt wird. Er klappt dann abendlich seine langen Beine unter sich zusammen und sinkt auf den Boden zwischen Beerenvogelsträuchern. Und auch wenn er manchmal noch an das Schiff denkt, an die Galeere Aero Antoinette, an die monochromen Segel,* per aspera ad astram – *besonders dann, wenn er durch die Wipfel zum Himmel hochschaut, weiß er, dass er noch bleiben kann, wo er angekommen ist. Und er weiß auch, dass sein Geweih zwar schon beeindruckend groß ist, aber er immer noch jung und die Möglichkeiten endlos. Und jedes Mal, bevor er die Augen schließt und auf das Geknirsch des Fliederhutes um ihn her lauscht, sind seine Ohren offen für den nächsten Tag und alles, was er mit sich bringt.*

»Du musst deinen Vater doch kennenlernen wollen, du musst doch wissen wollen, wo du herkommst?«

»Reeese – ich spreche ihren Namen absichtlich aus wie die Peanut Butter Cups – du willst das wissen. Weil du von jedem wissen willst, wo er herkommt, immer wo biste her, was ist deine Wurzel, Ramin findet das sicher auch peinlich.«

»Findest du?«

Nur Schweigen und Rauschen im Teamspeak. Es ist die Trennungsatmo zwischen Ramin und Rese, die uns schon seit einer halben Stunde jedes Gespräch verhagelt. *Das ging ja schnell,* hatte ich Rese geschrieben, auf ihre überlange Sprachnachricht hin, ein ganzer Rese-Podcast war das gewesen. Ein bisschen unsensibel, aber so ganz überwunden hatte ich die Tatsache, dass sie überhaupt mit ihm gegangen war, noch nicht. Das liegt weniger an Ramin als an Rese. Ramin war als Drittes dazu gekommen, es waren immer vor allem wir beide gewesen, und seit ich weiß, dass sie jetzt seit ein paar Wochen nur noch verschämt miteinander zocken können und sie es analog nicht mal mehr lange in einem Raum aushalten, geht es mir etwas besser. Deswegen habe ich jetzt aber auch das Gefühl, die Stimmung auflockern zu müssen, und seufze laut:

»Ich will nie vögeln ey, das macht alles kaputt.«

Rese lacht, aber Ramin schnaubt nur kurz und tippt *afk* und schaltet sich auf mute, damit wir nicht hören, dass er wahrscheinlich gar nicht weggeht. Jetzt sind wir in einer unangenehmen Lage, weil wir wissen, dass wir nicht reden können, als wären wir allein, es aber bestenfalls so klingen sollte, als dächten wir, wir wären es.

»Wie ist es jetzt mit Franze so in Berlin?«

»*Franze.* Das sagt doch niemand, Rese.«

»Dann halt Französisch. Was weiß ich! Ich mache Latein.«

»Warum eigentlich?«

»Gab nur Latein oder Russisch, und meine Eltern haben gesagt, bloß kein Russisch.«

»Der Lehrer hier ist jedenfalls der Tod.«

»Dachte *Der Tod sei ein Lehrer.*«

»Sehr witzig. Was heißt das auf Latein?«

»Veni vidi vici?«

»Und du wolltest mal Lehrerin werden, he.«

»Werde ich auch noch!«

»Wie deine Mutter.«

»Hm. Gab halt nicht so viele Möglichkeiten. Was hat deine Mutter noch mal gemacht?«

»Ständig andere Sachen. Meistens beim Amt. Und die letzten Jahre halt die Theatergruppe. Die gibt's auch nicht mehr, oder?«

»Nee. Findet sich keiner mehr für.«

»Hm.«

»Willst du ihr manchmal nachsterben? So … ihr hinterhersterben?«

Ich wickle mir die Decke um die Beine und drehe die Heizung auf. Der Honig-Minz-Tee auf meinem Schreibtisch ist schon wieder kalt, aber das bisschen Ingwer macht zumindest so ein warmes Gefühl im Hals.

»Hinterhersterben. Das ist doch lahm, wenn schon jemand vorgegangen ist. Andererseits: Ich bin die Jüngste, immer hat wer die Dinge schon vor mir gemacht.«

»Aber macht es das nicht auch bisschen weniger gruselig?«

Das Gefühl ist tatsächlich nicht das schlechteste. Die leidende Mone kann nicht aufstehen und sich umbringen. Das kann nur eine Mone, die ihr Leben selbst in die Hand nimmt, um es dann fortzuwerfen. Damit rennt sie durchs Ziel, reißt das Band. Das auch: Sie hält die Reihenfolge ein, keine von uns hat es geschafft, sich vor ihr umzubringen oder eine Krankheit zu kriegen oder in Bandenkriminalität verwickelt zu werden. Die Welt hat sie überstanden, so wie sie uns alle überstehen wird. Denn irgendeine Welt kommt immer danach. Der Tod ist der Lehrer, und die Welt ist der Schulhof.

Viel zu spät antworte ich.

»Vielleicht haste recht.«

Mit einem Klicken geht Ramins Mikrophon wieder an.

»Rese, hast du eigentlich schon den Zitterwald angeschaut?«

»Ja«, sagt sie ganz erleichtert, »richtig krass schön geschrieben, Maat.«

»Du kannst schon weiter bei Mati bleiben.«

»Genau, oder? Mati bleibt Mati.«

»Total gut, Mati.«

»Danke. Wann schreibt ihr eure Figuren?«

»Bald!«

»Ja, echt bald. Aber ich muss jetzt …«, sagt Ramin.

»Gut. Dann bis dann.«

Ich logge mich schnell aus. Ich weiß, dass sie Rollenspiele schon dann superlangweilig finden, wenn sie eigentlich nur würfeln müssen. Sie schreiben nicht gerne und sind ungeduldig, auch wenn ich es schätze, dass sie mich nach meinen anderen Hobbys gefragt haben.

Ich ziehe mir die Kopfhörer von den Ohren und folge einem beißenden Geruch in die Küche.

»Märzedes, schneidest du mir die Haare?«

Ich dachte gar nicht so kurze Zeit, dass Mercedes so heißt, weil sie im März geboren ist. »Märzlämmchen«, soll die Omi sie genannt haben. Ich habe Omi nie kennengelernt. Märzedes, Märzenbecher, Vormärz, ausgemärzt. Ein Mantel aus Märzfellchen.

Sie steht in der Küche und legt Kimchi ein. Darüber hätte sie sich vor einem halben Jahr noch lustig gemacht. Jetzt hat sie sogar eine Schürze umgewickelt und sieht aus wie eine Forscherin kurz vor der Erfindung einer biochemischen Waffe.

»Warum fragst du nicht deine Schwester?«

»Tu ich doch.«

»Die andere, meine ich.«

»Na, weil die nicht hier wohnt?«

»Sie muss jeden Augenblick hier sein. Beantwortest du jetzt jede Frage mit einer Gegenfrage? Ist das so eine Phase?«

»... In der die großen Geschwister schwierig werden, genau.«

Ich bleibe hartnäckig, weil ich auch weiß, dass sie es eigentlich machen will, und ich mir ihre Finger gut vorstellen kann, wie sie sachte durch die Haare gehen und ganz genau schneiden.

»Du bist doch so geschickt!«

Sie schmunzelt in den Topf hinab, dann schüttelt sie sich und reibt die Augen, weil der Kimchidampf scharf ist.

»Du meinst: Ich habe Zeit. Ich bin die ohne Beruf.«

»Ohne Stelle. Verliert sich der Beruf so leicht? Du bist doch Designerin!«

»Ich bin Graphikerin.«

»Na, dann nimm es doch als Maßnahme?«, sage ich, was zu keck sein könnte, aber ich frage lieb und hebe dabei den Rasierapparat in die Höhe, mit dem sie sich unter den Achseln und an den Schienbeinen rasiert.

*Ich hab keinen Platz hier. Willst du Muttis Kommode?*

Ich hatte erst nein sagen wollen, als Mira aussortiert hat. In einem Traum habe ich einmal alle Schubladen aufgezogen und alles aus der Kommode genommen und in meinen Mund gesteckt: Murmeln, Schlüssel, große und kleine Messer, Kork-Untersetzer, eine Packung der papiernen Servietten, wie man sie um Biertulpen legt, silberne, kupferne und goldene Münzen, eine Stange Kerzen, Bissen für Bissen weggesnackt, eiserne Nägel, zwei silberne Löffel, eine Taschenausgabe des *Kapital,* einen Perlmuttknopf, Stecknadeln, einen Feuerstein, Serviettenringe aus Speckstein und Kronkorken. Das alles lag mir schwer im Magen, so schwer, dass ich nur noch sitzen konnte vor der Kommode, die, leergeräumt, mit all den massiven, weit ausgezogenen Schubladen zu schwer wurde und nach vorn kippte und auf mich fiel. Ab wann fängt man an, sich an Träume zu erinnern?

»Oh, cool, ein Buzzcut. Perfekt für einen Mäusekönig!«, jubelt die schwitzende Mira, als sie, nachdem sie das Möbelstück mühevoll aus dem Fahrstuhl geschoben hat, damit in meine Richtung taumelt.

»Was?«

»Egal.«

»Ich fand die Haare vorher schöner«, bemerkt Mercedes erst im Vorbeigehen, dann hilft sie uns aber doch, indem sie zumindest an einer Ecke die Kommode mit anfasst und die übrigen Flur- und Zimmertüren für uns aufstößt, bis wir sie in meinem Zimmer, unterhalb des schwebenden Regals und neben dem Sekretär, abstellen können. Ich räume gleich ein paar Hefte und einen Karton mit Platinen darauf und sage:

»Na, damit ist mir jetzt geholfen.«

»Das ist so ein richtiger Omi-Spruch, Mercedes«, schimpft Mira, »die war auch nie zufrieden mit meinen Haaren!«

»Schon gut«, sag ich, und Mira schaut mich vom Kopf bis zu den Zehen an.

»Schicke Jacke auch … Triffst du noch wen heute?«

Man kann sich wieder draußen treffen jetzt. Kurzzeitig und in kurzer Jacke, es ist Ende Februar und dafür viel zu heiß.

»Mhm«, sage ich und sehe in Mercedes' Gesicht, dass sie es eigentlich ein bisschen schade findet, wieder Menschen treffen zu dürfen, und unter normalen Umständen würde ich ihr beipflichten.

»Wen triffst du denn?«

Das ist das Angenehme mit Mira, sie macht einem jedes Gespräch leicht, sie stellt ganz mühelos alle elementaren Fragen, mit ihr zu sprechen ist, wie sich in einen besonders bequemen Sessel zu setzen mit einer Tasse Kakao.

»Jemand aus dem Internet.«

»Solange es kein Johannes ist.«

»Wie?«

»Ach, schon gut.«

»Und dafür wolltest du deine Haare loswerden?«

»Ist ja mutig.«

»Dachte, das sieht einfach mehr nach … mir aus.«

»Oh.«

Sie sehen mich an und verstehen mich nicht. Aber das ist nicht weiter schlimm, vorerst. Sie können mich noch kennenlernen. Ich weiß immer noch wenig über meine beiden Schwestern. Aber ich weiß, dass wir heute Nacht nicht allein sein werden, wenn wir auf die Uhr schauen und sie anzeigt: achtundzwanzigster februar zweitausendeinundzwanzig dreiundzwanzig uhr neunundfünfzig und neunundfünfzig Sekunden. In der Sekunde, wenn die Uhr von Februar auf März umschlägt und dabei den Todestag unserer Mutter zum ersten Jubiläum dreist überspringt, werden wir zusammen hier sein, schlafend oder wach. Ich kratze mir den Nacken, weil da immer noch Reste kleiner Haare piken.

Mone hatte einen Jungen im Gefühl. »Ich dachte, du wirst ein Junge«, hat sie oft gesagt.

Im Gefühl habe ich den manchmal auch. Wenn die Lehrerinnen »Frau Schülerin« sagen, wenn ich als »junges Fräulein« bezeichnet werde oder als »junge Dame«. Dann kommt mir das verkehrt vor. Mit »Mademoiselle« oder »Duchesse« habe ich dagegen genauso wenig ein Problem wie mit »Alter«. Oder »Dude«.

Ich ziehe eine hellblaue Jeans an, die Löcher hat und die ich oben an der Hüfte umkrempeln muss, damit sie nicht rutscht. Ich durchsuche Mercedes' spärliche Schminkausrüstung, natürlich sind alle drei Lippenstifte in Nudetönen, aber weil sie blasser ist als ich, wirkt der hellste an mir wie ein stylischer mattpinker Shade.

Als ich die Wohnung verlasse, sitzen Mira und Mercedes auf dem Designersofa und gucken sich einen alten Cartoon auf dem Tablet an, ich glaube es die *Bugs Bunny Show.*

Mein Telefon piept. *Hab dir ne Stecknadel gesetzt.*

Graffiti auf Bahnhofsgebäuden. Ich fahre nach Schöneberg und laufe dort durch eine Straße, den Blick die meiste Zeit auf der blinkenden Markierung auf der Karte, die Phiris Standort anzeigt. Der Boden klebt, und es ist zu heiß, höllenheiß für einen verdammten Februarnachmittag.

*Ich liebe das Internet, auch wenn's eigentlich ein scheiß Ort ist.*

Das war Phiris erster Satz im Off-Chat gewesen. Ich habe nicht lange gebraucht, um die Schreibe zu erkennen. Ich weiß nicht genau, wie Phiri den Zitterwald gefunden hat. Aber Phiri mochte es gleich, so wie man manche Seiten des Internets eben mochte, wie man eben manche Orte auf der Welt liebt und andere hasst, zum Wald sagte Phiri schnell:

»Das ist ja krass. Ich kann da sein, einfach sein, aber so, wie ich will. Ich kann so Teile von mir sein. Partikel.«

Dann haben wir nächtelang geschrieben, Phiri hat einen wesentlichen Teil des Waldes mit entwickelt. Im Off besprachen wir nur, was wir gerade snackten oder tranken, Phiri fragte Sachen über Muriel und irgendwann, nach zweieinhalb Wochen, die sich wie zwei Jahre anfühlten, da wagte ich einmal kurz einen IP-Check. Und am gleichen Tag fragte Phiri, wann wir uns treffen wollten, vielleicht, wir seien ja beide in Berlin. Ertappt ließ ich Phiri den Ort vorschlagen. Draußen irgendwo, in dieser Stadt, deren Straßen ich nach wie vor kaum kenne und die mir meistens fremd sind und doch schon weniger fremd, seit ich diese Nadel da verfolgen kann auf dem Bildschirm.

Kurz, aus dem Augenwinkel, sehe ich an einer Bushaltestelle noch mal das Mädchen mit dem Messer stehen, bloß: Sie hat kein Messer dabei. Sie winkt. Sie lächelt. Mein Herz schlägt. Ich gehe schnell weiter. Es ist Februar, und wir, sie und ich und alle Passagiere, warten noch immer darauf, dass die Baustelle keine mehr ist und der Ersatzverkehr keiner mehr ist. Der Ersatzbus kommt an, hält, zischt, öffnet die Türen, schließt sie wieder, fährt weiter, und das Mädchen ist fort. Es ist Radfahrwetter.

Sterben im Schaltjahr, am Schalttag. *Einmal alle vier Jahre an mich denken langt.* Schöne Idee, schlecht durchdacht. Sie reißt uns allen nur eine Lücke in den Kalender und macht, dass es länger dauert, die Trauer wird in die Länge gezogen, das Vermissen auch. Dass sich mehr Zeit nach viel weniger anfühlt, dass das schlechte Gewissen nur intensiver ist, wenn man merkt, dass man dieses Jahr so wenig an sie gedacht hat. Herzlichen Glückwunsch, Mama, wirklich, Spitzenidee.

Meine Mutter hatte keinen Grund zum Leben. Sie war außer der Reihe.

Irgend so ein Autor versuchte sich umzubringen, seit er neun Jahre alt war. Mone hat immerhin gewartet, bis wir alle einen Personalausweis hatten – der, wie sie manchmal sagte, *das wichtigste Dokument* sei, *man habe es stets bei sich zu tragen …*

Dabei reicht es doch aus, einen Reisepass zu besitzen? Wenn ich so darüber nachdenke, hatte sie keinen Reisepass, glaube ich, ich habe den jedenfalls nie gesehen.

In meinem Reisepass sind nur ein paar Stempel bisher, Mira hat einen ganzen Stapel Pässe bei sich liegen, die blättere ich manchmal durch und schau mir die vielen kleinen Bilder an, Pandas und Tempel, Schlösser und Sterne und Wasserfälle und Insekten.

Ich sehe meine Mutter auf den Lippen des Ätna tanzen. Ich stelle mir eine Frau vor, ich denke an sie. An ihre Haare und ihre wackelnden Zehen auf der Couch unter der Decke. Wenn Mira Mercedes zwingt, von Leni zu erzählen:

»Leni steht also auf Frauen und auf Männer?«

»… Ja, aber sie verliebt sich nur einmal im Jahrzehnt.«

»Und jedes Jahrzehnt hoffst du, dass du wieder dran bist?«

»Haha.«

Dann stelle ich mir Leni ein bisschen wie Mone vor. Und Miras Freundin Ela in Australien stelle ich mir auch ein bisschen wie Mone vor. Alles Mone-Varianten, alles Möglichkeiten, die ein bisschen nach einer Mone klingen.

So ein Verlust soll das Leben zerschneiden, in ein Davor und Danach. Dabei ist das ganze Leben voller Schnitte und Brüche, immer wieder wird gesprungen, manchmal zurückgerudert. Wenig davon ist vorhersehbar, man kann sich höchstens auf die Unberechenbarkeit einstellen. Und trotzdem dürfen wir ultimativ genug haben. Aus dem Traum aufzuwachen und ihn zu beenden, bevor er zum Albtraum wird. Man darf das Leben nicht so sehr lieben, dass man's um Gedeih und Verderb verlängert, das ist wie die ganzen Serien, bei denen die ersten Staffeln noch phantastisch waren oder immerhin solide, und dann können die einfach nicht aufhören, noch und noch und noch mehr zu produzieren, obwohl das keiner mehr sehen will. Es gibt mindestens so viele Gründe, zu sterben, wie es Gründe gibt, am Leben zu bleiben.

Wenn ich schlechte Noten hatte, sagte Mone immer: »Komm, wir sammeln Moose und *wenn das Schicksal uns nicht schmeicheln will, so wollen wir Ball mit ihm spielen.*«

Niemand konnte sie mehr im Leben halten, sie war frei, zu gehen. Reisefreiheit. Rübergemacht hat sie, ins Jenseits.

Ich laufe immer weiter und bin fast da, mein kleiner pulsierender blauer Punkt rückt der Nadel näher. Vor diesem Treffen hatte ich mich so lange gedrückt, bis ich begriff, dass die Angst davor nicht kleiner werden würde, sondern Tag für Tag größer. Und dass ich mich mit dem Abwarten nicht veränderte, kein Mut dazu kam oder Coolness. Irgendwann war mir klar, dass der Angstballon nur immer weiter aufgeblasen wurde, je länger ich zögerte.

Vielleicht fängt für mich jetzt diese Zeit an, in der Zeit keine Rolle mehr spielt, ein Jahr keinen Unterschied macht.

Ich bin fast sechzehn. Ich setze mich auf den kalten Hocker, ein bisschen krumm, und wenn niemand schaut, sacke ich gern in mich zusammen, das gibt mir das Gefühl von Full Circle. Mone schneidet mir die Fingernägel an der rechten Hand. Sie trägt ihre Lesebrille, eine ihrer vielen, die überall in der Wohnung verteilt sind. Sie rutscht immer wieder gen Nasenspitze, und manchmal schiebt sie sie hoch, manchmal mache ich das für sie. Oder vielleicht sitzen wir auf dem Sofa, sie schneidet über einem Taschentuch, das ich in ihrem Schoß ausgebreitet habe, nachdem ich ihr die Schere in die Hand gedrückt hatte. Die Erinnerungen fangen an, sich zu vermischen. Die Nägel wollen ihr nicht gelingen. Sie sieht konzentriert aus, verzogene Brauen, schiefer Mund, schnauft, dann blase ich vorsichtig, den Kopf weit nach hinten geschoben für maximalen Abstand, Nasenluft zurück, um die Situation zu entkrampfen. Ich spüre, wie sachte sie meine Hände in ihrer Hand hält, und ich sage:

»Die paar kleinen Eckchen machen nüscht, Mutti.«

Obwohl ich nie Mutti sage.

»Das Gröbste stimmt doch.«

Und als sie sich schon aufrichtet und ächzend wie ein Räuberhauptmann die Arme zur Decke streckt, denke ich still: Den Rest mach ich dann.

*– Eulenaugen sehen alles.*

*Ob eine von euch mich verstehen kann, weiß ich nicht. Ich habe das selbst nur in Teilen hingekriegt, aber jetzt: Zwischen Schwermut und Wahn kommt man dazu, sich selbst von außen anzuschauen wie eine Blume, die dort steht, wo der Partisane begraben liegt. Das ist die Idylle der Objektivität. Jedenfalls soll das hier nicht aussehen, als hätte ich zu viel von mir gehalten. Und ich möchte schon gar nicht, dass ihr zu oft an mich denkt.*
*Was ich möchte: dass ihr die Gläser nicht zu nah an den Tischrand stellt. Dass ihr die Katze füttert, auch wenn sie hundert wird. Dass ihr saisonales Gemüse kauft und Himbeeren aus Marokko nur an wirklich schlechten Tagen. Dass ihr, um Himmels willen, wenn ihr nicht weiterwisst, euch bitte nicht fragt, was ich gemacht hätte. Und dass ihr manchmal zurück nach Hause fahrt, einfach, damit mal frischer Wind durch Sachsen-Anhalt weht.*
*Ihr fragt euch vielleicht: Wird es jetzt immer schwer bleiben? Oder fallen mir die guten Tage nur weniger auf? Denn natürlich seid ihr traurig, immerhin bin ich eure Mutter. Und vielleicht seid ihr wütend, und vielleicht könnt ihr mir nie verzeihen, weshalb ich euch nur einmal bitte, in dem Wissen, dass ihr mir das nicht vergeben müsst, wenn ihr nicht wollt oder könnt oder beides.*

*Die Befriedigung der eigenen Triebe kann tödliche Folgen haben. Todestrieb, vielleicht könnt ihr das verstehen. Man mag sich seinen Lebtag lang die eigenen Prinzipien erklärt haben, man war sich immer zumindest dieser Handvoll Dinge sicher und wusste, wo lang und wie alles zu laufen hätte, immer irgendwie in Richtung Leben, und plötzlich steht da jemand (manchmal hat er eine Sense in der Hand), und man kann, man will nicht mehr nein sagen. Also: Weg mit dem Vorhang!*
*Es kann sein, dass der März sehr kalt wird und auch der April und der Mai. Der Frühling ist oft kälter, als man denkt, gerade jetzt. Dafür gibt es im Winter manchmal plötzlich heiße Tage, und die erinnern einen dann daran, dass der Sommer wiederkommt. Die Erde dreht sich. Dafür können wir Menschen rein gar nichts, aber wir können auch nichts dagegen machen.*

*Eure Durchlaucht hinterlässt ihren drei Sporen also einen Haufen Krempel, den sie gerecht unter sich aufteilen mögen. Den spärlichen Rest meines Sparbuchgeldes erbt Muriel, es sollte sämtlich in Katzenfutter und parfümfreies Streu investiert werden.*
*Ich liebe euch mit Haut und Haar und küsse euch drei unter Sonne, Mond und Wahrheit,*
*Mone*

*PS: Miau. Mio.*

# DANK

für Lektüre und Erwerb gebührt:

_______________________________________________

außerdem Juliane Schindler natürlich und Meike Herrmann übernatürlich, Ferdinand & Florentin, Darko Specht, Sophie Hartisch, Kai Gutacker, el Tío, 福, Rick Palm und dem kompletten Atelier Anders, dem Künstlerhof Schreyahn, der Stadt Gotha, der Akademie der Künste und dem Alfred-Döblin-Haus, Kebap 63, Mizu Ramen und allen weiteren Unterstützer* innen.

Miku Sophie Kühmel
Berlin, 2022